CONTRIBUTION A L'ÉTUDE

DES

DÉFORMATIONS VERTÉBRALES

TRAUMATIQUES

Cyphose ou scoliose traumatique retardée
Maladie de Kummell

PAR

Le Docteur Marie TEMKIN

Ancienne Externe des Hôpitaux de Paris

PARIS

Librairie Médicale & Scientifique

Jules ROUSSET

1, rue Casimir-Delavigne et 12, rue Monsieur-le-Prince

1910

CONTRIBUTION A 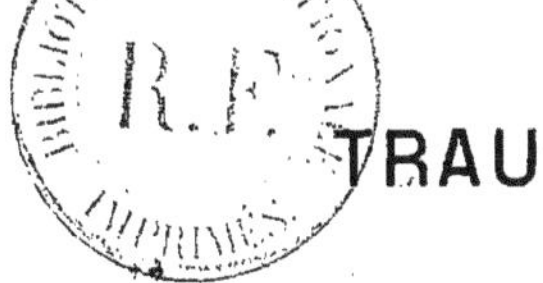

DES

DÉFORMATIONS VERTÉBRALES

TRAUMATIQUES 

Cyphose ou scoliose traumatique retardée
Maladie de Kummell

PAR

Le Docteur Marie TEMKIN

Ancienne Externe des Hôpitaux de Paris

PARIS

Librairie Médicale & Scientifique

Jules ROUSSET

1, rue Casimir-Delavigne et 12, rue Monsieur-le-Prince

1910

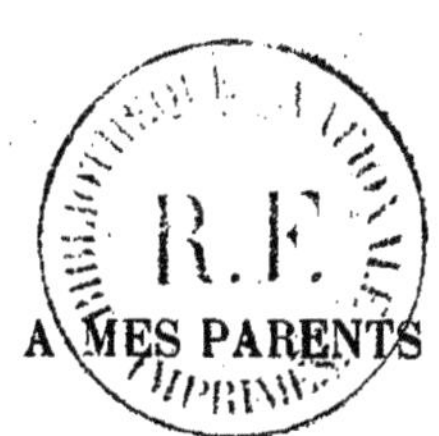

A MES PARENTS

A MES MAITRES DANS LES HOPITAUX

M LE DOCTEUR WALTHER, chirurgien de la Pitié.

M. LE DOCTEUR SCHWARTZ, chirurgien de l'hôpital Cochin.

M LE PROFESSEUR RECLUS, chirurgien de l'Hôtel-Dieu.

M. LE DOCTEUR BROCA, chirurgien de l'hôpital des Enfants-Malades.

M. LE DOCTEUR DEMELIN, accoucheur de l'hôpital Tenon.

MM. GARNIER ET GUILLEMOT, médecins des hôpitaux.

A M le Professeur CHAUFFARD

Médecin de l'hôpital Cochin
Chevalier de la Légion d'honneur

*Qu'il nous permettre de lui exprimer ici
notre profonde gratitude pour l'ensei-
gnement hospitalier dont nous avons
bénéficié pendant une année et pour
l'honneur qu'il nous fait en acceptant
de présider notre thèse.*

CHAPITRE PREMIER

INTRODUCTION

Depuis une vingtaine d'années on a décrit en Allemagne sous le nom de maladie de Kummell, ou de spondylite traumatique, une affection des vertèbres qui au point de vue clinique se caractérise de la façon suivante :

Apparition à la suite d'un traumatisme, agissant directement ou indirectement sur la colonne vertébrale, de phénomènes douloureux passagers, locaux et à distance dans les membres inférieurs, accompagnés ou non de parésie de ces membres, mais sans déformation du rachis, sans indice apparent de fracture vertébrale ; disparition de tous ces phénomènes et possibilité pour le blessé de reprendre son travail après un repos de quelques semaines ; enfin réapparition des douleurs et des troubles moteurs et, fait essentiel, apparition d'une déformation rachidienne qui consiste le plus souvent en une cyphose générale à grande courbure avec proéminence plus marquée d'une ou plusieurs apophyses épineuses.

Telle est dans ses formes typiques et indiquée dans ses grandes lignes l'évolution de la maladie de Kummell.

Cette maladie a fait en Allemagne l'objet de nombreuses discussions au point de vue de sa pathogénie :

Pour Kummell il s'agit d'une spondylite traumatique c'est à dire d'un processus chronique d'ostéite dont le traumatisme a été le point de départ et qui aboutit à un affaissement des vertèbres et à une déviation consécutive.

Kummell et la majorité des auteurs Allemands admettent que le plus souvent la lésion initiale est un tassement du tissu spongieux des corps des vertèbres, tassement qui résulte en général d'une compression par hyperextension du rachis.

Ainsi comprise, la maladie de Kummell appelée par d'autres auteurs déformation vertébrale traumatique retardée ne serait en somme qu'une complication de fracture vertébrale.

La fracture vertébrale initiale est méconnue, à cause de l'absence du déplacement et du peu d'importance des lésions. Mais elle devient le point de départ d'un processus d'ostéite raréfiante qui aboutit à l'effondrement progressif du corps de la vertèbre.

Aussi bien les faits de cet ordre pour n'avoir pas été, comme en Allemagne, classés dans un cadre nosologique, spécial n'en sont pas moins bien connus en France. Verneuil en 1892, dans une communication à l'Académie de Médecine, attira l'attention sur les faits de ce genre qu'il avait observés au cours de sa longue expérience clinique et Kirmisson en a rapporté plusieurs observations caractéristiques.

C'est à titre de conséquence d'accident du travail
que la maladie de Kummell a été surtout étudiée par
les auteurs allemands. La majorité de leurs observations sont des expertises médico-légales.

I La maladie de Kummell accident du travail, offre
une importance de premier ordre. Elle soulève souvent de nombreuses difficultés au point de vue du
diagnostic étiologique rétrospectif, du pronostic et de
l'évaluation de la réduction de la capacité de travail.

Nous avons observé personnellement un cas de
maladie de Kummell (1). Chez notre malade, la déformation rachidienne progressive considérable, bien
qu'elle ne soit apparue qu'un an environ après une
chute grave sur le dos, est de toute évidence,
sous la dépendance du traumatisme.

L'histoire de cette malade, l'évolution des accidents
l'examen du rachis et de son état général conduisent
nécessairement au diagnostic de spondylite traumatique. Mais avant de poser ce diagnostic avec fermeté
nous avons cru utile de rechercher dans la littérature
médicale les observations analogues qui ont été
publiées et de prendre connaissance des discussions
auxquelles elles ont donné lieu.

Ce sont les résultats de ces recherches que nous
nous proposons de faire connaître dans ce travail.

(1) Nous exprimons ici nos remerciements à M. le Docteur VARIOT
qui nous a permis d'examiner cette malade dans son service.

CHAPITRE II

ÉTUDE CLINIQUE.

Nous avons pu rassembler 64 observations de mala‑
die de Kummell.

L'étude de ces observations conduit aux conclu‑
sions étiologiques suivantes :

Les déviations vertébrales post-traumatiques s'obser‑
vent surtout chez les travailleurs manuels et à l'âge
adulte entre 25 et 45 ans, (l'âge moyen des malades
est 33 ans).

Elles surviennent parfois aussi chez l'adolescent (4
cas) voire chez l'enfant (4 cas) ; mais elle est plutôt
exceptionnelle chez ces derniers, car la souplesse et
l'élasticité du rachis dans le jeune âge lui permettent
de subir les traumatismes sans dommages.

Chez le vieillard elle n'a pour ainsi dire pas été si‑
gnalée ce qui ne laisse pas que de surprendre un
peu : « la cyphose et la scoliose traumatiques retar‑
dées, remarque Chipault, sont loin de se développer
de préférence là on aurait pu les attendre, chez des
sujets âgés. Bien au contraire, si ce n'est une illusion
due à la plus grande fréquence des traumatismes
rachidiens chez les adultes, il semblerait surtout
que ce soit chez ceux-ci, voire chez les adolescents
qu'on les rencontre d'ordinaire ».

Un dixième seulement de nos observations concernent les femmes.

En dehors de ces conditions d'âge et de sexe, aucune autre cause prédisposante à signaler. Dans la plupart des cas il est noté que les sujets sont vigoureux et en bonne santé.

Dans aucune observation ne se trouvent signalé chez le sujet atteint, les stigmates du rhumatisme chronique, ce qui montre bien que la spondylite traumatique n'est pas un cas particulier des spondylites vertébrales rhumatismales.

Le traumatisme initial est de nature variable, qu'il s'agisse d'un coup, d'une chute ou d'une compression, il intéresse parfois directement le rachis, plus souvent il n'a sur lui qu'une action indirecte.

Tantôt il s'agit d'un traumatisme grave (chute sur les ischions ou la tête du haut d'une fenêtre, d'une échelle ou d'un toit ; coup violent portant sur les épaules ; fragment de roche tombant sur un mineur accroupi ; chute sur les pieds ou les ischions d'un sujet portant sur l'épaule un fardeau pesant).

Tantôt au contraire le traumatisme est léger, parfois même semble insignifiant (simple chute ou contusion légère).

Enfin dans certains cas il n'y a pas eu, à proprement parler, de traumatisme, mais effort musculaire (brusque effort de redressement pour éviter la chute en arrière).

Ces traumatismes variés agissent presque tous en somme suivant un mécanisme analogue savoir : hyperextension ou parfois hyperflexion accompagnée ou non d'inclinaison latérale. C'est là le mécanisme le plus fréquent des fractures vertébrales dites par tassement. Ces notions étiologiques sont donc un argument sérieux en faveur de l'opinion des auteurs qui supposent que dans les cas de déformations traumatiques retardées, l'accident initial produit une fracture par tassement, simple fissure à travers les travées du tissu spongieux, qui passe inaperçue au début mais qui insuffisamment consolidée ou aggravée par un processus d'ostéite raréfiante, suffit à expliquer la déformation ultérieure.

De la lecture des observations, nous pouvons essayer de dégager le type clinique le plus habituel de la maladie de Kummell. L'histoire de la maladie est dans ses grands traits la suivante : le blessé à la suite de l'accident ressent des phénomènes douloureux d'intensité variable.

Il s'agit parfois d'une douleur locale, légère et passagère au niveau du rachis, douleur qui nécessite à peine un ou deux jours de repos.

Plus souvent les douleurs sont assez vives et le malade, s'il peut se relever ne marche qu'avec peine, il lui faut 8 ou 15 jours de lit pour obtenir la remission de ses souffrances. Elles consistent en une douleur vertébrale parfois localisée nettement, d'autres fois plus diffuse, et en irradiations pénibles à caractère névralgique sur le trajet des nerfs intercostaux et vers les membres inférieurs.

Il n'est pas rare enfin que le malade ait au début des troubles moteurs : contracture, secousses musculaires, parésie des membres inférieurs, ou même paraplégie complète avec ou sans troubles sphinctériens. Ces troubles moteurs le plus souvent regressent vite et disparaissent en 2 ou 3 jours, ne laissant subsister qu'une légère faiblesse des jambes. Dans les cas cependant où la paraplégie a été prononcée, il n'est pas rare que la régression reste incomplète et que quelques groupes musculaires restent frappée de paresie et d'atrophie longtemps ou indéfiniment (obs. personnelle).

Lorsqu'on examine le malade à cette période initiale on ne constate aucune déformation vertébrale, le rachis n'est pas dévié et a conservé sa mobilité normale dans les divers mouvements. Quand le malade rétabli peut se lever il se tient droit.

Quelquefois cependant quand la douleur est assez tenace on note un peu de contracture des muscles des gouttières vertébrales et une certaine rigidité de la colonne. Celle-ci est dans certains cas indolente à la palpation et à la percussion, d'autres fois la pression sur une ou plusieurs épineuses éveille une sensibilité assez vive et la pression sur la tête réveille une douleur à distance , mais dans tous les cas ces symptômes sont atténués et ils ne permettent pas de faire le diagnostic de fracture vertébrale. S'il y avait hésitation la disparition rapide des troubles et la possibilité du lever précoce dissiperaient le doute.

D'après M. Grisel il est un signe objectif, précoce et fréquent, mais qu'il faut rechercher avec attention et qui doit inciter à la méfiance le médecin tenté de faire un pronostic trop favorable,c'est la saillie légère permanente et irréductible d'une ou de deux apophyses épineuses. Ce signe ne serait pas constant mais assez fréquent.

Après 8 à 15 jours de repos au lit les douleurs et la parésie ont disparus, et le malade se lève et s'il a au début encore quelque incertitude de la démarche, il ne tarde pas à récupérer l'intégrité de ses fonctions motrices et il reprend ses occupations.

C'est là la deuxième phase de la maladie celle que les auteurs allemands appellent « Frei interwall ». Dans les cas typiques le blessé pendant cette période ne se ressent plus du tout de son accident, il semble complètement guéri et souvent il reprend un travail de force.

A vrai dire si on étudie les faits de près cette période silencieuse n'est pas toujours si exempte de troubles. Généralement, le malade éprouve encore une certaine gêne dans les mouvements du rachis, quelques douleurs dans la colonne vertébrale, douleurs qui s'exagèrent par la fatigue et se calment par le repos. Néanmoins, il peut aller et venir, travailler et il se tient droit.

Cette période dure plusieurs mois, parfois 1 ou 2 mois seulement, d'autrefois 6 mois, 1 an ou même plus, en moyenne de 5 à 6 mois.

Après ce répit prolongé les symptômes caractéristiques de la maladie apparaissent.

Ils consistent en une déformation rachidienne accompagnée presque constamment des douleurs et des troubles de la motilité.

La déformation la plus fréquente est la cyphose, cyphose dorsale ou dorso-lombaire à grande courbure, compensée parfois par une lordose cervicale ou lombaire. A cette cyphose s'ajoute une gibbosité le plus souvent angulaire et médiane formée par la saillie d'une ou de plusieurs apophyses épineuses. Cette gibbosité n'est pas absolument constante.

Plus rarement la colonne vertébrale est déviée en une scoliose, compliquée ou non de cyphose. Dans ce cas la gibbosité médiane manque assez souvent, mais il peut se former une gibbosité costale comme dans les autres scolioses. D'après Chipault il s'agit moins de scoliose que de pseudo-scoliose, car la déviation latérale est nettement angulaire et ne s'accompagne pas de torsion du rachis et rarement seulement de déviations compensatrices sous et sus-jacentes. Chez notre malade nous avons constaté que, contrairement à l'opinion de cet auteur, il y a scoliose à courbe arrondie, avec déviation compensatrice sus-jacente et torsion du rachis.

Une constatation analogue a été faite par M. Grisel chez sa malade. Chez cette dernière comme chez la nôtre il existait une déviation du bassin, une bascule suivant son axe antéro-postérieur, poussée à un degré très anormal et entraînant un raccourcissement fonctionnel du membre..

La déformation rachidienne de la maladie de Kummell est progressive et a tendance dans certains cas à s'accentuer indéfiniment si un traitement convenable n'est pas institué.

La déformation peut être le seul symptôme de la maladie de Kummell confirmée, mais le plus souvent il s'y ajoute des troubles nerveux Ce sont des douleurs qui rappellent celles de la première période (douleurs rachidiennes plus ou moins localisées et irradiant dans les cotés et dans les membres inférieurs, contracture, soubresauts, secousses musculaires dans ces membres avec exagération des réflexes, parésie de certains groupes musculaires aboutissant à l'atrophie). Les troubles sphinctériens, les troubles trophiques du côté de la peau n'ont pour ainsi dire jamais été signalés.

Parvenue à ce stade la maladie de Kummell peut passer par des phases d'atténuation ou d'aggravation. Bien traité par une immobilisation rigoureuse la déformation peut s'atténuer notablement et les troubles nerveux dans ces conditions disparaissent généralement.

L'évolution clinique de l'affection ne suit pas toujours la marche schématique que nous venons de décrire. Souvent la troisième phase n'est pas séparée de la première par une période d'accalmie complète. Entre le stade initial et la période de maladie confirmée il y a une évolution lente, progressive et régu-

lière , l'accalmie n'est qu'une apparence qui provient
de ce fait que grâce à son évolution insidieuse le mal
échappe à l'attention du malade et du médecin.

CHAPITRE III

INTERPRÉTATION PATHOGÉNIQUE

Ce syndrome clinique sur lequel Kummell a eu le mérite d'attirer l'attention en 1891, au congrès de médecine et d'histoire naturelle de Halle, n'est l'objet d'aucune discussion en ce qui concerne son exactitude, mais où les auteurs ne sont pas d'accord, c'est lorsqu'il s'agit d'interpréter ces faits et d'en fournir l'explication pathogénique.

Kummell au moment de sa première communication en 1891, après avoir établi qu'il ne s'agissait pas de spondylite tuberculeuse ou infectieuse quelconque, avait émis l'opinion que la déformation vertébrale était due à un trouble de nutrition d'origine inflammatoire mal définie, conduisant à la résorption et à l'atrophie osseuse, autrement dit à l'ostéite raréfiante, aboutissant à l'affaissement vertébral.

Kummell ne précise pas la nature de cette ostéite, il admet que le traumatisme en est le point de départ par l'ébranlement qu'il cause, mais il ne croit pas qu'il y ait lésion osseuse traumatique initiale. C'est là, du moins, l'opinion qu'il émit en 1891, ultérieurement à la suite d'observations plus nombreuses, il a modifié cette opinion.

Certains auteurs ont vu dans cette ostéite raréfiante un trouble trophique d'origine nerveuse. D'après Mikulicz, le traumatisme produit un hématome extra et intra-dural qui, diffusant par infiltration dans les racines nerveuses et leurs ganglions, provoque l'altération des nerfs osseux et consécutivement des troubles trophiques. Henle partage l'opinion de Mikulicz, il admet qu'il s'agit de troubles vasomoteurs dont il ne précise pas la cause. Peut-être dans certains cas y aurait-il fracture ou fissure osseuse (il croit que ces cas sont exceptionnels), peut-être s'agit-il plutôt de troubles nerveux, dont la cause la plus vraisemblable est celle qu'a supposée Mikulicz.

Quoiqu'il en soit il se produit une osteoporose progressive. L'hypothèse de l'origine nerveuse de l'affaissement vertébral lui paraît justifiée par les constatations qui ont été faites chez les tabétiques, par Krœnig et par les expériences de Goltz qui a vu se produire à la suite des sections expérimentales de la moëlle chez les animaux un ramollissement manifeste des vertèbres.

Virchow et Recklinghausen sont portés à croire que la maladie de Kummell est une variété d'ostéomalacie vertébrale due à un processus de décalcification accompagné d'un processus de condensation.

Dans sa deuxième communication datant de 1895 Kumell reconnaît que dans de nombreux cas il y a eu vraisemblablement fracture vertébrale.

Il se met ainsi d'accord avec Schede, qui, dès 1881, avait rapporté au Congrès allemand de chirurgie 3

cas où une déformation vertébrale post-traumatique
était apparue à la suite d'une fracture, mais à loin-
taine échéance. Kœnig, Trendenlenbourg, Kaufmann,
Heidenhain, Schultz et Hattemer sont, avec la grande
majorité des auteurs allemands contemporains, d'une
opinion analogue : l'accident initial cause une lésion
osseuse. Il y a fracture minime, simple fissure à
travers le tissu spongieux du corps vertébral, il y a
parfois écrasement ou déchirure partiel des disques
mais la plupart des ligaments sont respectés et main-
tiennent au début la direction normale du rachis, aidés
par la tonicité musculaire renforcée ou non par la contracture.

Où les auteurs diffèrent d'opinion, c'est lorsqu'il
s'agit d'expliquer pourquoi la déformation se fait si
tardivement.

La plupart sont d'avis que la lésion initiale mal consolidée devient le point de départ d'un
processus d'inflammation chronique, d'ostéite raréfiante, processus inflammatoire qui donne aussi l'explication des douleurs secondaires.

Cette opinion est celle qui a été toujours défendue
en France. Dès 1892, Verneuil, rapportant à l'Académie de médecine les observations caractéristiques
de la maladie de Kummell, avait dit « il n'y a pas
eu fracture ordinaire avec formation des frag-
ments supérieurs et inférieurs, libres, mobiles l'un
sur l'autre mais seulement tassement avec attrition
du tissu spongieux d'un corps vertébrale laissant à la
tige rachidienne sa rectitude et sa forme générale.

On sait qu'ensuite ce tissu peut être le siège d'une ostéite condensante ou aussi disparaître molécule par molécule comme par une sorte d'absorption. »

Le professeur Kirmisson admet cette manière de voir. M. Chipault dans son Manuel d'orthopédie vertébrale s'exprime ainsi qu'il suit : « Il n'est pas douteux qu'il s'agisse là d'un processus de raréfaction osseuse développée au niveau du tissu spongieux plus ou moins dilacéré et congestionné ».

Certains auteurs ne croient pas à la nécessité de faire intervenir un processus d'ostéite pour expliquer la déformation secondaire. Pour eux il n'y a là qu'un cas banal de consolidation incomplète, vicieuse de fracture. D'après Wagner et Stœlper si la déformation ne se produit pas immédiatement c'est grâce à l'intégrité de la plupart des ligaments et à la résistance musculaire. Lorsque la fatigue musculaire intervient, lorsque, après la reprise du travail, la distension ligamenteuse se produit la déformation vertébrale apparaît. Oberst exprime la même opinion ; il croit que les observations de maladie de Kummell se rapportent soit à des maux de Pott soit à des fractures vertébrales et il s'élève contre la dénomination proposée par Kummell de spondylite traumatique, puisqu'il n'admet pas la spondylite ; s'il est besoin d'une dénomination particulière pour ces cas il trouve que celle de gibbosité ou de cyphose traumatique est plus justifiée.

Vulpius va plus loin encore, si, dit-il, on admet que dans ces cas il s'agit de fracture il n'y a pas lieu de les ranger dans un cadre nosologique spécial : la maladie de Kummell, n'existe pas.

A quoi Schultz, élève de Kummel, répond non sans raison, que la maladie décrite par son maître concerne un syndrome clinique particulier sur lequel il valait la peine d'attirer l'attention. Il ne suffit pas d'un trait de plume pour effacer la maladie de Kummell.

Si les discussions pathogénique sont pu, au sujet de cette maladie se donner aussi libre cours, c'est que le nombre de cas où l'on a pu faire l'autopsie est encore excessivement restreint. Rumpel (1898) cité par Schultz, a eu l'occasion de faire l'autopsie d'un phtisique âgé de 50 ans. Ce malade 10 ans avant sa mort avait fait une chute dans la cale d'un navire et avait été obligé de se reposer pendant une quinzaine de jours. Plusieurs mois plus tard les douleurs qui avaient totalement disparu étaient revenues et l'avaient obligé à cesser son travail, puis était apparue une gibbosité. A l'autopsie on constata l'affaissement complet en avant du premier corps vertébral lombaire. Ce corps vertébral formait un triangle isocèle à sommet anté_ rieur ; de ses bords inférieur et supérieur se détachait une masse osseuse qui semblait comme étalée par la pression des vertèbres voisines. Il y avait de plus synostose. La coupe de cette vertèbre montra qu'il n'y avait pas de lésions tuberculeuses.

Gravitz dans un cas où l'évolution était à peu près celle de la maladie de Kummell constata à l'autopsie, la malade étant morte de pneumonie, une raréfaction du corps des vertèbres, un amincissement du corps avec disparition presque totale de la couche compacte et une atrophie des cloisons du tissu spongieux, enfin un élargissement des disques.

Henle a fait l'autopsie d'une malade qui à la suite d'un traumatisme n'avait présenté aucun signe de fracture vertébrale mais avait présenté de façon très passagère des phénomènes de paraplégie. Cette malade succomba avec tous les signes de l'occlusion intestinale et à l'autopsie il trouva une lésion de la 3ᵉ vertèbre dorsale, à la coupe on voyait des fissures longitudinales et obliques du corps de la vertèbre. Henle considère que le résultat de cette autopsie est très intéressant, car les phénomènes qui avaient suivi l'accident rappelaient en tous points ceux de la

Les examens radiographiques qui ont été faits dans un certain nombre de cas, soit au début de la maladie soit à la période de la déformation, ont fourni quelques éclaircissements sur la nature des lésions initiales et terminales.

Kummell en 1906 à la société médicale de Hambourg rapporta plusieurs observations typiques de maladie de Kummell avec symptômes initiaux minimes. Dans ces cas la radiographie faite au moment de l'apparition de gibbosité avait montré qu'il s'agissait d'une fracture par compression le plus souvent à la région lombaire.

Schultz dans un cas typique de maladie de Kummell ne constata rien à l'examen radiographique si ce n'est la déviation apparente sur le sujet.

Dans le cas que nous avons observé personnellement la radiographie met en évidence une déformation et un déplacement assez caractéristiques de certaines vertèbres, modifications qui se rapprochent
beaucoup de celles qu'on vue Brodnitz et Grisel dans
des cas analogues. Nous en parlerons à propos du
diagnostic.

Restent à expliquer les troubles nerveux qui apparaissent au stade de confirmation de la maladie de
Kummell.

Les douleurs locales rachidiennes s'expliquent aisément si on admet le processus iritatif dont les
corps vertébraux sont le siège ; elles peuvent dépendre
aussi (Schultz, Wagner et Stœlper) de la surcharge
que subissent certaines vertèbres par suite de la modification de la statique vertébrale, des tiraillements li-
gamenteux, de la fatigue des muscles para-vertébraux.
Pour Grisel ces phénomènes douloureux ne seraient
qu'un cas particulier de ceux qu'on peut observer à
la suite de fractures para-articulaires mal consolidées.

Les auteurs qui admettent que les symptômes de
la cyphose traumatique retardée sont sous la dépendance de troubles d'origine nerveuse rattachent évi-
demment les douleurs à des lésions ou à une irritation
des centres et des nerfs.

C'est également à cette cause qu'il faut attribuer les
douleurs à distance irradiées sur le trajet des intercostaux ou dans les membres inférieurs, lès phénomènes de paralysie ou d'atrophie musculaire.

Pour certains (Verneuil) il y aurait compression des racines rachidiennes au niveau des trous de conjugaison rétrécis par suite du déplacement des corps des vertèbres, pour d'autres la compression s'exercerait sur la moelle elle-même par suite de la saillie d'une vertèbre à l'intérieur du canal rachidien (dans un cas de Bourdon il y avait compression de la queue de cheval par la 1re lombaire et englobement des faisceaux radiculaires dans une gangue fibreuse produite par la réaction méningée). Mais il est des cas assez nombreux où il ne semble pas que l'on puisse invoquer une compression médullaire ou radiculaire.

Il est très rare, même dans le mal de Pott qui s'accompagne parfois de déviations considérables, que les trous de conjugaison ou le canal osseux du rachis soient rétrécis par le déplacement des vertèbres, au point d'exercer une compression sur les éléments nerveux. Aussi, beaucoup d'auteurs se refusent-ils à accepter l'explication ci-dessus ; ils croient plutôt que tantôt il s'agit de phénomènes neurasthéniques chez des sujets déprimés ou même de troubles hystériques, tantôt de troubles sous la dépendance des lésions produites directement ou indirectement par le traumatisme initial. Henle pense qu'il est possible que la congestion des vertèbres et de la dure-mère, le processus inflammatoire chronique qui s'y développe, gênent la circulation lymphatique et aboutissent à une sorte d'infiltration œdémateuse de la moelle.

Souvent il faut le dire, les troubles nerveux que l'on constate à la période de déformation ne semblent être que le reliquat ou le retour après une accalmie temporaire de ceux qui ont succédé immédiatement au traumatisme.

Il est donc vraisemblable que c'est l'accident lui-même, qui a produit les lésions nerveuses. Il s'agit de contusions médullaires dont le substratum enatomique consiste en suffusions sanguines minimes de la substance grise (Kocher, Thornburn, Parkin). Ces lésions minimes peuvent s'aggraver ultérieurement et entraîner des troubles persistants. La commotion médullaire sans aucune lésion anatomique telle que l'on admettait autrefois est mise en doute par la majorité des auteurs actuels : les accidents qu'on lui attribuait doivent être mis sur le compte soit de la contusion soit de l'hystéro-traumatisme.

Henle a pu faire l'autopsie d'une malade qui à la suite d'un traumatisme grave succomba peu de jours après à cause de phénomènes d'occlusion intestinale mais qui, si elle avait survécu aurait, imagine l'auteur, vraisemblablement présenté les symptômes de la maladie de Kummell. Il a constaté au niveau d'un vertèbre fissurée les lésions de l'hématomyelie et il croit que dans les cas semblables ces lésions doivent être assez fréquentes.

La fissure initiale du corps vertébral peut aussi produire un hématorrachis d'où résultent de la compression et des lésions des cadres.

Chez notre malade il est très difficile de savoir quelle est la cause de paralysie des quadriceps et la parésie des muscles antéro-externes de la jambe, car nous ne savons pas quels ont été les troubles initiaux.

La malade raconte qu'au début elle était paralysée des deux jambes et elle dit également que ce n'est que plus tard, quand la gibbosité est apparue, qu'elle a ressenti des douleurs fulgurantes dans les membres inférieurs, douleurs passagères du reste. Il est possible que la paralysie de certains groupes musculaires qui existe actuellement soit le reliquat de la paraplégie initiale ou bien que cette paralysie ne soit apparue que secondairement. Quoiqu'il en soit les troubles des réflexes et de l'excitabilité électrique indiquent une lésion des troncs ou des centres nerveux.

CHAPITRE IV

DIAGNOSTIC.

Le cyphose ou la scoliose post-traumatique soulève de nombreuses difficultés de diagnostic. La déformation du rachis et les douleurs rattachées à tort ou
à raison à un traumatisme, peut s'observer dans les
affections très différentes les unes des autres. Même
lorsqu'on connaît bien l'évolution de la maladie et
lorsqu'on est certain que l'accident a joué un rôle
dans l'apparition de la déformation secondaire, de nombreuses questions peuvent se poser.

Il est très fréquent que le mal de Pott apparaisse à
la suite d'un traumatisme, soit que la contusion
osseuse ait été le point d'appel pour le bacille dont
le sujet était porteur dans quelque lésion viscérale plus
ou moins éloignée, soit que cette contusion n'ait fait
que révéler un mal jusque-là latent.

Sans doute dans les cas typiques la distinction est
assez facile.

Lorsqu'il y a gibbosité angulaire, médiane, très douloureuse à la percussion, lorsqu'il y a douleurs irradiées avec exagération des réflexes et clonus des pieds,
on trouve le plus souvent chez les pottiques un abcès
par congestion, un empâtement dans la profondeur
de l'abdomen, des ganglions et parfois des lésions

aux sommets des poumons. Dans ces cas le diagnostic s'impose. Mais dans la spondylite tuberculeuse les abcès peuvent manquer, les autres lésions spécifiques faire défaut et dans la maladie de Kummell on peut voir des symptômes de compression médullaire. C'est par l'évolution de la maladie par l'examen complet du malade, en se fondant sur un ensemble de probabilités que l'on peut poser ce diagnostic qui est toujours passible de revision.

Le diagnostic est souvent si difficile que certains auteurs ont nié l'existence de la maladie de Kummell et ont déclaré que tous les cas qui étaient rassemblés sous ce nom étaient que des variétés un peu anormales, il est vrai, de la spondylite tuberculeuse.

Toutes les spondylites infectieuses sont susceptibles dans certains cas de donner lieu à un syndrôme qui peut rappeler celui décrit par Kummell. L'ostéomyelite aiguë des adolescents, à vrai dire, est bien différente ; les douleurs locales, la circulation collatérale la rigidité vertébrale aboutissent rapidement à un abcès, la maladie évolue d'une façon aiguë il n'y a pas de gibbosité mais parfois apparition secondaire d'hyperostose.

La spondylite syphilitique, décrite par Frœhlich, siège de préférence à la colonne cervicale, elle donne lieu à une attitude spéciale, la colonne se plaçant en rectitude. Elle ne peut guère être confondue avec une spondylite traumatique.

Signalons enfin les ostéites ou périosites typhi-

ques et actinomycosiques auxquels il ne faut penser
que dans certaines conditions très particulières.

Dans les affections que nous venons de signaler
le traumatisme ne joue que le rôle de cause occa-
sionnelle ; il est d'autres affections dans lesquelles le
traumatisme ne joue certainement aucun rôle et à
moins de s'en laisser imposer par les dires du malade, elles sont très faciles à distinguer de l'affection qui
nous occupe. Nous citerons les cyphoses profession-
nelles des vieillards, observées surtout chez les agri-
culteurs, l'insuffisance vertébrale de Schantz, décrite
en France par Denucé, les scolioses ou cyphoses ba-
nales des adolescents, les déviations vertébrales post-
paralytiques (paralysie infantile ou autre) l'ostéomalacie sénile à prédominance vertébrale.

Dans une autre catégorie on peut ranger certaines
affections qui par quelques côtés peuvent rappeler
aussi la maladie de Kummell. Le rhumatisme chronique vertébral, qui dans certaines variétés mérite le nom
de rigidité vertébrale de Bechterew, dans d'autres
celui de spondylose rhizomelique de Marie, sont
assez faciles à distinguer. L'étiologie du rhumatisme
chronique et notamment le rôle de certaines infec-
tions (blennorragie), le rôle du froid humide, les
localisations aux articulations et aux os des membres,
la tendance aux ankyloses et particulièrement à l'ankylose de l'articulation de la hanche dans la maladie
de Marie, sont les éléments sur lesquels on peut
fonder la distinction.

Il existe une affection particulière qui, dans certains

cas, peut imiter de près la maladie de Kummell, c'est la syringomyélie traumatique dans ses formes spéciales décrites par M. Guillain. Dans ces formes il s'agit de malades ayant subi un traumatisme grave (chute d'un lieu élevé par ex.), qui guéris de leur traumatisme, l'ayant oublié, ayant repris leurs occupations et vécu de la vie commune, deviennent 2 ou 3 ans plus tard des syringo myéliques avec cypho-scoliose et toute la phénoménologie de l'affection. Ces cas se distinguent de la maladie de Kummell par les troubles de la sensibilité si particuliers, par les troubles trophiques et par l'apparition généralement plus tardive après l'accident de la déformation.

En réalité, généralement le diagnostic de la maladie de Kummell ne se pose qu'avec le mal de Pott et l'on comprend toute l'importance de ce diagnostic au point de vue du pronostic.

La radiographie est une précieuse ressource à laquelle il faut avoir recours dans les cas embarrassants.

Dans le mal de Pott il y a plusieurs vertèbres atteintes ; ces vertèbres donnent une ombre moins opaque que normalement, leur contour est moins net, de plus elles sont noyées dans une ombre fusiforme, qui représente la poche tuberculogène.

Dans la maladie de Kummell le contour des vertèbres est très précis et on constate généralement qu'il y a une vertèbre déformée, affaissée d'un côté.

C'est ce qu'ont pu voir sur des radiographies Brodnitz et Grisel. Nous-même sur la belle épreuve qui nous a été donnée par M. Bonniot, nous avons vu que chez notre malade la quatrième lombaire a perdu de sa hauteur sur le côté droit (1).

Nous n'avons envisagé la question du diagnostic qu'à la période de déformation ; mais avant l'apparition de celle-ci, la maladie peut soulever plusieurs problèmes.

A la période initiale, en présence d'un malade qui a subi un traumatisme vertébral, direct ou indirect, la question se pose de savoir si l'accident n'a causé qu'une contusion simple ou une commotion sans importance, s'il a causé une lésion osseuse, ou s'il a révélé un mal de Pott latent. C'est l'évolution des accidents, l'examen répété et minutieux du rachis qui permettent d'éliminer la spondylite tuberculeuse. Quant à la fracture vertébrale, il est bien établi que si dans certains cas elle ne produit pas une déviation au début et tant que le malade reste au repos, la règle n'en reste pas moins que lorsque le malade se lève et fait des mouvements la déformation ne manque pas de se produire, et cela de façon beaucoup plus précoce que dans la maladie de Kummell. De plus, c'est une déformation angulaire plus brusque, sans courbure de compensation. S'il s'agit d'une fracture avec conservation des ligaments ou d'une fracture par tassement, la déformation peut être plus tardive mais alors il ne s'agit plus que d'une question de degré, et il est bien évident qu'entre la fissure du corps qui évolue comme une maladie de Kummell et une fracture ordinaire il y a tous les intermédiaires (2).

(1) Nous avons donné une description détaillée de cette radiographie à la suite de notre observation, page 47.
(2) Dans la fracture banale la radiographie tranche la question.

Ce qui donne de l'importance à la question du diagnostic des lésions dues à un traumatisme vertébal, c'est la fréquence de ce dernier comme accident du travail. Au début le médecin peut faire un diagnostic qui comporte un pronostic ſbeaucoup trop bénin, simple tour des reins par déchirure musculaire ou entorse vertébrale Dans la suite, lors de la 2ᵉ période, si le malade qui ne présente encore aucune déformation apparente, se plaint de douleurs, de faiblesse des membres ou du dos, il peut être considéré comme un simulateur, un homme frappé d'hystéro-traumatisme ou un neurasthénique (nombreuses sont les observations qui rapportent des erreurs de ce genre (1)

Lorsque la déformation apparait et que le diagnostic s'éclaire, il est très difficile pour le médecin expert de faire le pronostic et de donner une évaluation approximative de l'incapacité de travail. Il est le malade (obs. de Ruland dont l'incapacité au cours des expertises successives a été évaluée d'abord à 20 %, puis à 40 % et enfin à 100 °.

Il importe donc pour le médecin appelé à soigner des accidents du travail d'avoir en mémoire ces faits afin d'avoir soin, dans un certificat initial concernant un traumatisme, si benin soit-il, de faire des réserves pour les suites éloignées et d'éviter, lors d'une revision, l'apparence d'une faute lourde.

Il ne faut pas trop compter sur la radiographie pour éviter ces erreurs. Dans 2 cas où une 2ᵉ radiographie a montré des lésions nettes et une déformation vertébrale, une radiographie faite peu de temps après l'accident n'avait révélé rien d'anormal (obs. de Grisel. Brodnitz.

CHAPITRE V

___

PRONOSTIC ET TRAITEMENT

Abandonnées à elles-mêmes, les déformations vertébrales posttraumatiques tendent à s'accroître progressivement. Il importe qu'un traitement soit institué pour empêcher l'évolution du mal.

Nous n'insisterons pas sur ce traitement. Il est dans ses grandes lignes exactement le même, que celui du mal de Pott. Il faut immobiliser le malade après avoir corrigé dans la mesure du possible la déformation. Cette correction s'obtient, le plus facilement, par l'application d'un corset plâtré après une période de repos au lit, et une séance d'extension.

L'extension sera obtenue par la suspension, ou par l'emploi d'appareils à extension continue.

Le corset plâtré doit être gardé longtemps, plusieurs mois.

Il est prudent lorsqu'on renonce à l'appareil de contention plâtré, de le remplacer par un corset en cuir moulé ou un appareil orthopédique à tuteurs métalliques.

Malgré cet appareil, il est des cas où la déformation s'aggrave. Kummel en rapport un exemple.

Généralement cependant on peut espérer corriger

en partie la cyphose ; la gibbosité que peut former la
saillie d'une ou plusieurs épineuses, est presque toujours irréductible.

Quant aux troubles nerveux ceux qui ne sont pas
dus à des lésions irrémédiables, règressent généralement sous l'influence du repos et de l'immobilisation dans l'appareil orthopédique.

OBSERVATION PERSONNELLE

E. L., 18 ans, enfant assistée.

Cette malade, enfant abandonnée en bas âge, ne peut pas fournir de renseignements précis concernant ses premières années. Elle a été élevée à la campagne, elle a toujours joui d'une bonne santé générale, elle n'a gardé le souvenir d'aucune affection grave de l'enfance.

Par contre elle a conservé un souvenir assez précis de l'accident intial qui a été le point de départ de sa déformation rachidienne. Les souvenirs de la malade concernant cet accident ont été d'ailleurs précisés et ravivés fréquemment par la mère adoptive chez laquelle l'Assistance Publique l'a placée depuis son enfance.

A l'âge de 10 ans l'enfant a fait une chute assez sérieuse du haut d'une échelle. Elle était environ à 1 m. 50 au dessus du sol quand l'échelon se brisa sous ses pieds. Elle tomba à la renverse sur le dos, poussa un cri et perdit connaissance. On accourut au secours et on la releva inanimée. Elle reprit connaissance dans son lit, 1/4 d'heure environ après sa chute.

Le médecin appelé l'examina quelques heures plus tard, il ne constata aucune déformation du rachis, mais simplement une contusion de la région dorsale inférieure. De plus il remarqua une impotence fonctionnelle des membres inférieurs (impossibilité de lever les membres au-dessus du plan du lit), qu'il mit sur le compte de l'endolorissement général.

Il fit le diagnostic de contusion, sans luxation ni fracture vertébrale — et il porta un pronostic favorable. Dans les journées qui suivirent, la douleur persista assez vive accompagnée d'une légère tuméfaction de la région

contuse, mais sans ecchymose ni déformation. Les troubles paralytiques persistèrent. La paralysie s'étendait aux
2 membres inférieurs elle était incomplète, à vrai dire, la
malade pouvait encore exécuter des petits mouvements des
orteils et du pied. La paralysie était flasque, elle ne s'accom-
pagnait d'aucun trouble sphinctérien, ni d'aucune douleur
dans les membres inférieurs. Quant à l'état des réflexes,
il n'est pas possible de savoir quelles furent les remar-
ques du médecin. Au dire de la malade et de sa mère
adoptive celui-ci constata une légère hypoesthésie des
membres inférieurs.

Au bout d'une quinzaine, les douleurs dorsales dispa-
rurent, mais les troubles moteurs, peut-être un peu atténués, persistèrent. Pendant plusieurs mois la malade resta confinée au lit. Peu à peu la parésie régressa,
les mouvements des membres inférieurs devinrent plus
étendus. Mais ce n'est qu'après 5 ou 6 mois qu'elle put
faire quelques pas. Les progrès furent d'ailleurs assez
rapides, après quelques semaines elle put se passer des
béquilles et sa marche devient de plus en plus assurée.
Les mouvements des pieds et des jambes reprirent peu à
peu de l'amplitude, mais ceux de la cuisse restèrent très
restreints et les mouvements d'extension de la jambe sur
la cuisse ne furent jamais récupérés.

Il n'y eut à aucun moment de troubles trophiques.

Cette amélioration s'accentua lentement, plus du côté
gauche que du côté droit, qui demeura sensiblement plus
faible. Après 18 mois l'état devient stationnaire et la malade n'a pas, au point de vue de la motilité des membres
inférieurs, remarqué modification depuis cette époque.

Au moment où la malade commença de nouveau à
marcher, c'est-à-dire 6 mois après l'accident, il n'y avait
encore aucune déformation apparente : elle se tenait
droite sans inclination laterale. La malade et son entou-
rage sont très affirmatifs sur ce point.

C'est plus tard, environ un an après l'accident que l'on remarqua une attitude défectueuse qui s'accentua progressivement. Ce n'est que 18 mois après sa chute que cette attitude devint évidente ; la malade était voûtée et on lui reprochait de se tenir mal.

A ce moment elle éprouva quelques douleurs dans la région lombaire, douleurs qui se propagèrent dans les cuisses, notamment la cuisse droite, et procédaient par petites crises névralgiques. Ces phénomènes douloureux d'ailleurs ne durèrent pas très longtemps.

Peu à peu l'attitude vicieuse, à laquelle on n'attribuait pas au début d'importance s'exagéra trois ans 1/2 après la chute l'enfant était devenue bossue, suivant son dire. Le médecin inspecteur des Enfants Assistés l'examina alors et fit le diagnostic de scoliose grave Il l'envoya à Paris et l'adressa à M. le Professeur Kirmisson.

Le professeur Kirmisson fut frappé dès le 1er examen des anomalies qu'il constata chez cette scoliotique et après avoir pris connaissance de l'observation de la malade, il n'hésita pas à porter le diagnostic de déformation rachidienne post-traumatique ou de maladie de Kummell

Il présenta cette malade lors d'une leçon clinique qu'il fit à ce moment. M. Chatelin, actuellement interne de M. Variot, qui assistait à cette clinique, a eu l'obligeance de nous communiquer les notes qu'il avait recueillies pendant cette leçon.

De ces notes résulte que l'état de la malade n'a pas subi de modification importante depuis cette époque. La description que donna M. Kirmisson, de la déformation rachidienne est encore exacte au moins dans ses grandes lignes. On peut en conclure que l'évolution de la maladie s'est arrêtée depuis.

Cet arrêt de l'évolution s'explique en grande partie par le port d'un corset orthopédique en cuir moulé avec

tuteurs métalliques. Ce corset ne fut pas très bien supporté pendant les premiers jours. Il produisit, au niveau
de la saillie faite par la colonne dorso-lombaire déviée,
une ulcération qui nécessita l'ablation de l'appareil pendant quelques jours.

Cette ulcération se cicatrisa rapidement, mais le frottement de l'appareil occasionna, ensuite dans la même
région, l'apparition de furoncles qu'il fallut cautériser
au thermocautère. Le corset un peu modifié fut ensuite
bien toléré et après 2 mois environ la malade put repar-
tir pour la campagne où elle reprit ses occupations.

Pour obvier également à sa déformation et au raccourcissement du membre inférieur droit (raccourcissement
produit par un mouvement de bascule du bassin autour
de l'axe antéro-postérieur), on lui avait fait faire
pour le pied droit un soulier orthopédique à semelle
épaisse de 4 cm.

Elle se sentait manifestement soulagée par l'appareil
et la chaussure. L'année suivante elle fut renvoyée à Paris conformément à la demande de M. Kirmisson qui
voulait vérifier si l'appareil convenait toujours bien.

Cet appareil, devenu sensiblement trop petit à cause de
l'allongement de la taille, dut être changé contre un appareil similaire en cuir moulé.

La malade a porté cet appareil pendant 2 ans jusqu'au
mois d'avril dernier. A cette époque, l'appareil s'étant
brisé, la malade a été renvoyée aux Enfants Assistés où
on lui a fait faire un corset par le Docteur Ducroquet.
C'est à ce moment que nous avons eu l'occasion d'examiner la malade dans le service du Dr Variot. Nous
avons constaté que sa santé générale est restée très bonne et qu'elle a un développement physique et intellectuel
en rapport avec son âge. Elle raconte, qu'elle peut fournir
une somme de travail quotidien assez considérable ; elle
est employée comme femme de ménage par sa mère

nourricière. Ses bras solidement musclés lui permettent de se livrer aux occupations ¦ménagères même fatigantes, elle peut faire des courses assez longues, bien que ses jambes soient toujours faibles.

Il est à noter cependant que chez cette malade. qui est bien développée au point de vue intellectuel et qui physiquement, n'était sa déviation rachidienne, aurait une stature normale (les membres supérieures sont ceux d'une forte fille de campagne), la menstruation ne s'est pas encore produite. Extérieurement elle possède les attributs de la puberté ; ses seins sont assez développés sans toutefois avoir le volume habituel de ceux des campagnardes, le pubis et les aisselles sont recouverts de poils et la vulve ne présente pas le type infantile. Tout porte à croire qu'il s'agit simplement d'une menstruation retardée.

L'examen des organes internes confirme l'impression de santé que donne l'aspect extérieur. Les bruits du cœur sont bien frappés et réguliers. La respiration est facile il n'y a pas de signes stéthoscopiques anormaux dans les poumons. La respiration il est vrai, est inégale aux 2 sommets. A gauche elle est faible, à droite elle est soufflante, surtout l'expiration, mais ces modifications s'expliquent aisément par la gêne du poumon dans le thorax déformé.

Les fonctions digestives sont très bonnes et il n'y a pas d'albumine dans les urines.

Au point de vue statique et cinétique l'examen de la malade donne les renseignements suivants.

Ce qui frappe surtout, au premier abord, c'est la cyphose considérable, l'inclinaison latérale du tronc du côté droit et le raccourcissement apparent du membre inférieur du côté droit, membre qui ne repose sur le sol que par des extrémités digitales et le talon antérieur.

Lorsque la malade marche elle porte tout d'abord le

tronc en avant en le fléchissant légèrement sur les cuisses. Ce mouvement est nécessaire pour le maintien de l'équilibre et la progression des membres inférieurs à cause de la paralysie complète des quadriceps dont nous parlerons plus loin.

La malade progresse assez lentement mais sa démarche est assurée, surtout lorsqu'elle porte sa chaussure orthodique. Elle éprouve surtout de la difficulté à monter les escaliers ; elle ne peut le faire qu'en se tenant à la rampe et ne s'élève d'une marche sur l'autre qu'au prix des efforts du bras.

Pour descendre l'escalier elle use de grandes précautions et elle place les pieds parallèlement à la direction de la marche.

Cette difficulté particulière de l'ascension et de la descente des escaliers s'explique également par la paralysie des quadriceps.

Si on examine le dos de la malade, on constate une scoliose très prononcée à double courbure : lombaire gauche et dorsale de compensation droite.

La courbure lombaire est très prononcée. Sa flèche mesure 7 cm ; le sommet de sa courbure est au niveau de la 4e lombaire. La colonne lombaire déviée fait saillie vers le plan latéral gauche du tronc ; les apophyses costiformes sont perceptibles à la palpation et forment voussure sur le côté gauche de la ligne des épineuses. Les vertèbres lombaires en effet ont subi un mouvement de rotation tel que les apophyses épineuses sont déviées vers la droite c'est-à-dire vers la concavité de la courbure, tandis que le corps de la vertèbre est dévié à gauche.

Au niveau de cette voussure on remarque quelques cicatrices non adhérentes qui sont dues aux ulcérations et aux furoncles que le frottement du premier corset a produits.

La colonne dorsale présente une courbure de compensation dont la flèche mesure 3 cm. environ. Les côtes forment à droite une gibbosité arrondie qui soulève l'omoplate.

L'omoplate droite est sur un plan postérieur à celui de l'omoplate gauche, comme on s'en rend compte lorsqu'on l'examine dans l'attitude penchée en avant.

L'angle inférieur de l'omoplate droit est, par rapport à l'angle de l'omoplate opposée sur un plan horizontal, élevé de 4 cm. et à une distance de la ligne médiane plus longue de 1 cm. 1/2.

L'épaule droite est un peu plus élevée que la gauche. Entre les 2 omoplates la ligne des épineuses se déprime et la convexité normale de cette ligne est remplacée par une légère concavité qui continue celle de la colonne cervicale. Il y a la une courbure de compensation qui corrige partiellemeut la cyphose dorso lombaire.

Si on examine la région sacrée on constate que le sacrum avec le bassin a effectué un mouvement de bascule autour d'un axe antéro-postérieur : le pli interfessier est dirigé très obliquement de droite à gauche et de bas en haut. Le pli fessier droit est plus élevé que le pli gauche. L'aile iliaque gauche fait saillie sur le plan latéral du tronc et au niveau de la taille on voit un pli cutané profond qui marque la rencontre de la paroi costale avec la crête iliaque droite.

De face, l'inclinaison du tronc sur les membres inférieurs, frappe encore davantage que de dos. L'axe du thorax forme avec celui du bassin et des membres inférieurs un angle obtus ouvert à droite.

La hanche gauche est fortement saillante, l'épine iliaque antéro-supérieure gauche est plus saillante et plus basse que la droite. Le triangle brachio-thoracique est nul de ce coté, tandis qu'à droite il est très profond.

Le creux épigastrique est marqué de plis horizontaux

qui partent de l'hypocondre droit ; au-dessous de ces plis
le ventre bombe.

Les lignes qui limitent les triangles sus-claviculaires
sont un peu asymétriques, à droite, elles dessinent un
angle obtus, à gauche, un angle légèrement aigu.

La tête est légèrement inclinée sur l'épaule gauche.

L'examen du profil de la malade montre que dans
l'ensemble, sa colonne dorsolombaire 'dessine une grande
courbure à convexité postérieure, courbure assez régu-
lière sans aucune saillie angulaire.

Si l'on fait exécuter des mouvements à la malade, on
constate que la colonne vertébrale a perdu presque toute
sa mobilité, sauf la portion cervicale qui a conservé la
mobilité normale. Au niveau de la colonne dorsale supérieure, il y a encore une légère mobilité, mais la colonne
dorsale inférieure et lombaire semble absolument immobile. La malade, pour ramasser un objet à terre, doit
incliner le tronc sur le bassin et fléchir légèrement les
genoux. Elle prend appui avec une main sur la cuisse.
Elle parvient à atteindre le sol à cause de la longueur
relativement grande de ses bras par rapport à son tronc.
Celui-ci, est en effet tassé, raccourci, si bien que quand
la malade est debout ses mains atteignent le genou du
bout des doigts

Les mouvements exécutés par la malade ne réveillent
aucune douleur. La percussion même énergique de la
colonne vertebrale et la pression sur la tête sur les épaules de manière à produire une compression sont absolument indolentes. La malade ne se plaint pas non plus
de douleurs spontanées, celles-ci ont disparu depuis un
certain temps.

Si on couche la malade on constate que l'inclinaison du
bassin sur le tronc ne peut être corrigée. L'épine iliaque
droite est sur le plan transversal passant par l'ombilic
tandis que la gauche est sur un plan sous-jacent passant

à 8 cm. 1/2 de l'ombilic. La distance de l'épine iliaque droite à l'ombilic est de 9 cm., la distance de l'épine gauche à l'ombilic est de 16 cm.

Le membre inférieur droit est plus court de 4 cm 1/2 à 5 cm que le gauche. Il s'agit d'un raccourcissement apparent dû à l'ascension du bassin à droite. La mensuration du membre en effet montre que la longueur est la même des deux côtés.

Le membre inférieur droit est nettement plus grêle dans l'ensemble que le gauche : le circonference de la cuisse mesurée à 12 cm de l'interligne du genou est de 31 cm. à gauche 29 cm. à droite; la circonférence de la jambe un peu au dessous de la jarretière est de 28 cm. 1/2 à droite, de 29 à gauche.

A la palpation on remarque : que les quadriceps, sont atrophiés complètement des 2 côtés ; les muscles de la région postérieure de la cuisse sont intacts mais plus grêles à droite. L'asymétrie du mollet est manifeste au profit du mollet gauche.

Les réflexes rotuliens n'existent pas.

Les réflexes achilléens sont conservés, le réflexe cutané plantaire se fait en flexion à gauche, à droite, le gros orteil reste immobile,

L'électrisation en effet montre que les muscles de la région antérieure de la jambe ne réagissent plus ni au courant faradique ni au galvanique à droite à gauche ils réagissent faiblement.

Au niveau des quadriceps il n'y a naturellement aucune réaction électrique,

Cette atrophie n'existe qu'aux membres inférieurs. Les 2 membres supérieurs sont bien musclés et vigoureux, les réflexes y sont normaux.

Aux membres inférieurs les seuls mouvements possibles sont ceux de extension et de flexion de la cuisse sur le tronc (le mouvement de flexion est exécuté sans force)

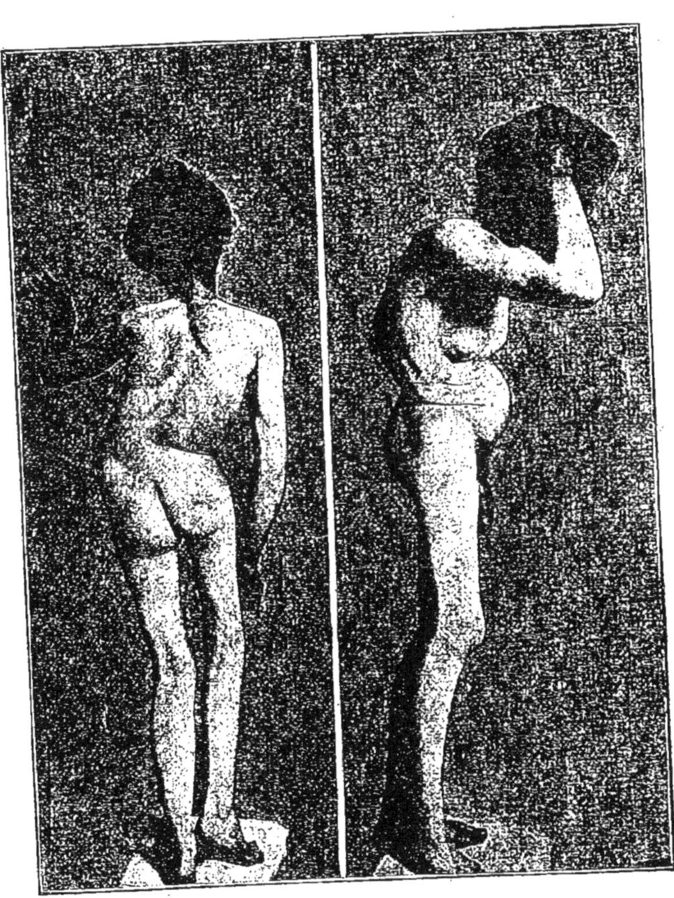

et de flexion de la jambe sur la cuisse. La malade ne
peut lever le pied au-dessus du plan du lit. L'extension
de la jambe sur la cuisse n'est pas possible.

La malade peut cependant marcher à la condition
d'exécuter des pas d'amplitude restreinte et de ne pas
fléchir le genou.

Lorsqu'elle marche, elle incline son tronc en avant en
le fléchissant sur les cuisses de manière que le centre de
gravité soit en avant et que les genoux restent étendus.

Si elle fléchit les genoux tant soit peu ses jambes se
dérobent et elle tombe.

Ces troubles moteurs ne s'accompagnent d'aucune modification notable de la sensibilité des territoires corres-
pondants.

L'examen radiographique donne les renseignements
suivants.

Le contour des vertèbres lombaires et dorsales inférieurs est net et bien délimité.

L'ombre portée par les vertèbres lombaires notamment
par les 4e et 5e, semble peut-être moins opaque que celle
des vertèbres sus-jacentes et des os du bassin.

L'analyse de la déviation scoliotique montre que le
centre de la courbure lombaire est au niveau de 4e lombaire et que cette dernière vertèbre est modifiée dans
sa forme. Il semble que le corps de cette vertèbre ait
perdu de sa hauteur surtout sur sa partie latérale droite
et un peu dans la partie postérieure. La 4e vertèbre lombaire est en outre en rotation, son apophyse transverse ne
se voit pas elle est masquée par l'ombre du corps ; son
apophyse épineuse déviée vers la concavité de la courbure est partiellement visible.

Ce mouvement de rotation est suivi par les vertèbres
lombaires sus-jacents, aucune de leurs apophyses transverses du côté gauche ne se voit.

OBSERVATIONS RÉSUMÉES

OBS.1. *Bourdon.*— Thèse de Lille 1885 (Observ. lll).
Homme âgé de 36 ans, blessé à la gare d'Arras, en
mai 1880. Les rapports administratifs et médicaux par-
lent de plaies de la jambe et de la tête et signalent une
blessure de la région rénale. Les plaies se sont cicatri-
sées rapidement, mais le malade a commencé à souffrir
dans le dos et les lombes. Il est resté 15 mois sans travailler. En août 1881, le malade reprend son travail d'ajus-
teur à l'atelier. Il consulte vers cette époque pour des
douleurs mal définies qui laissent le médecin sceptique.
En 1882, apparaissent des troubles nerveux, douleurs
fulgurantes, hypoesthénie, parésie des membres inférieurs, névralgies lombo-abdominales. Le malade cesse
son travail pendant quelque temps. Vers la fin de l'année
précédente une déviation vertébrale était apparue et
s'était progressivement exagérée. Gibbosité à grand
rayon et scoliose en S allongé.

On porte le diagnostic de fracture, écrasement ou arrachement d'une des premières lombaires, des diasta-
sis problable des apophyses lombaires et de méningomyé-
lite secondaire. Dans la suite le malade maigrit et s'af-
faiblit et il meurt de cancer de l'estomac le 15 décembre
1893. Autopsie : Le corps de la 1re vertèbre lombaire est
écrasé et a la forme d'un coin à base postérieure, il semble avoir glissé en arrière, la matière osseuse écrasée
par tassement a fait hernie dans le canal rachidien et a
comprimé la moëlle. Aucune trace de nécrose, de sup-
puration ou de néoplasme dans le tissu osseux.

OBS. 2.— Verneuil et Forestier.

Fracture vertébrale, par contraction musculaire, longtemps méconnue
et révélée par l'apparition de douleurs névralgiques en ceinture et
d'une gibbosité tardive. — *Bulletin Acad. Med.* 1892.

Homme de 49 ans, glisse sur la glace, fait un effort violent pour ne pas tomber et ressent une vive douleur à la
région lombaire. La douleur disparaît au bout de 3 jours
reparaît 2 fois à l'occasion d'un travail fatigant, puis disparaît de nouveau.

Sept mois plus tard il commence à souffrir de douleurs
en ceinture qui durent pendant une année. Le malade
va faire une cure à Aix. On constate alors une gibbosité
angulaire peu prononcée au niveau de la 7ᵉ dorsale,
douleurs sur le trajet des nerfs interconstaux, raideur
musculaire des muscles dorsaux de la partie inférieure
du thorax. Verneuil pose le diagnostic de fracture par
pénétration ayant produit un affaissement de la 9ᵉ dorsale.

OBS. 3. — Verneuil ; *ibid*.

Garçon de 17 ans, fait une chute dont les suites immé-
diates disparaissent au bout de 15 jours sans qu'on remarque de déformation. Deux ou trois mois après une
gibbosité manifeste apparaît accompagnée d'affaiblisse-
ment des membres inférieurs, sans altération de la santé
générale. Gouttière de Bonnet jusqu'à complète guérison.

OBS. 4. — Sarrasin in Vernueil ibid. et in *Bulletin
société de chirurgie* 1859

Jeune soldat vigoureux ayant placé sur son dos une charge
de bois trop pesante, éprouve dans les reins une douleur
qui est traitée par 8 jours de repos, sans séjour à l'am-
bulance. Plusieurs mois après alors qu'il avait repris un
service actif, il découvre par hasard une gibbosité au niveau
de la 12ᵉ dorsale. gibbosité apparue sans troubles moteurs concomitants. Diagnostic : affaissement d'un corps
vertébral par suite de fracture.

OBS. 5. — *Kirmisson. Revue d'orthopédie 1806.*

Arthur S..., âgé de 18 ans, entre dans notre service
porteur d'une énorme gibbosité de la colonne vertébrale
survenue dans les conditions suivantes : ce jeune homme
était parfaitement bien conformé et travaillait dans une
verrerie où il se tenait debout 12 heures par jour, lorsque
le 15 août 1895. il tomba d'un arbre et fit une chute de
15 mètres de hauteur environ sur la région du dos. Le
malade resta pendant 20 minutes sans connaissance ;
puis il ressentit de violentes douleurs dans la colonne
vertébrale. Le jour suivant il fut admis à l'hôpital de
Bar-sur-Aube et là on constata du gonflement en un
point limité du rachis, on dut sonder le malade qui
n'avait pas uriné depuis sa chute ; mais il ne s'écoula ni
sang ni urine.

Cette rétention d'urine fut passagère ; car dès le 19
août le malade urinait spontanément plusieurs litres de
liquide jaune clair.

En septembre, la déformation de la colonne vertébrale diminue progressivement sous l'influence du séjour au lit, la marche étant absolument impossible.

En octobre le malade essaie de se lever ; mais il éprouve de vives douleurs qui l'obligent à se recoucher peu à peu, cependant il arrive à rester debout 8 heures par jour. En novembre il se remet à travailler, mais les douleurs deviennent de plus en plus fortes. En décembre 1893 et en janvier 1894 le malade travaille de moins en moins.

Le 22 février, il est admis au dépôt de l'Assistance Publique à Troyes, où l'on constate une déformation très prononcée de la colonne vertébrale et où l'on fait le diagnostic de mal de Pott.

De là il est dirigé sur notre service, où il arrive le 23 février. Nous constatons chez lui une énorme déformation du rachis. La déformation angulaire et médiane paraît intéresser la 12e vertèbre dorsale et les 4 premières lombaires. Sur la courbe arrondie qu'elle représente se détachent deux pointes saillantes, séparées l'une de l'autre par un espace de 3 cent.

Le malade éprouve de la faiblesse et quelques douleurs dans les membres inférieurs ; il marche péniblement. Pendant les 2 mois qu'il est resté au repos dans notre service l'état du malade est resté stationnaire et le 23 avril, il nous a quitté pourvu d'un corset en cuir moulé.

OBS. VI. — Kirmisson (*Revue d'orthopédie 1896*).

L'enfant *Lucien B*. âgé de 11 ans et demi, nous est présenté le 29 avril 1896 pour une déformation du rachis. D'après les renseignements qui nous sont fournis par le petit malade, le début de sa maladie remonte au mois d'août 1895, à cette époque il est tombé du haut d'une meule de blé. Il a pu se relever et rentrer chez lui et ce n'est que 2 semaines après l'accident qu'il avoua sa chute à ses parents ; alors seulement, dit-il, on s'aperçut de sa bosse ; l'enfant n'a pas gardé le lit et n'a jamais souffert, avant le traumatisme il aurait été absolument droit.

Au moment, où nous l'examinons, nous constatons à l'union du tiers moyen et du tiers inférieur de la région dorsale, une gibbosité angulaire et médiane portant sur les apophyses épineuses des 7e, 8e, 9e vertèbres dorsales. Au-dessus de la gibbosité il existe une véritable, lordose de compensation, d'où la production d'une dépression interscapulaire.

Le thorax proémine fortement en avant sur la ligne médiane. Jamais il n'y a eu des troubles, de la mobilité, ni de la sensibilité, les sphincters ont toujours bien fonctionné ; il n'y a nulle part d'orifice fistuleux, pas d'abcès appréciable. Réflexes rotuliens exagérés.

OBS. VII. — GRISEL. — (*Revue d'orthopédie 1907, page 167*).

Fillette de 6 ans, vêtue d'une longue chemise et marchant à reculons sur sa chemise traînante (qui devient ainsi la cause de plus en plus agissante d'une hyperextension du tronc) tombe sur les ischions. Elle souffre au début. puis se calme, et dort bien pendant la nuit. Le lendemain matin sa mère remarque que l'enfant a une attitude infléchie en avant et une voussure au niveau de la colonne lombaire. Le médecin appelé pense à un mal de Pott révélé par le traumatisme. M. Grisel voit la malade deux jours plus tard. Il constate que la colonne vertébrale est souple et indolente ; il existe une voussure de la colonne lombaire et une légère saillie de l'apophyse épineuse de la 3e lombaire, saillie indolente, les muscles des gouttiéres vertébrales sont un peu contracturés. La voussure lombaire est réductible, la saillie de la 3e lombaire ne l'est pas. Dans les jours qui suivent la malade immobilisée sur un lit plat avec un coussin lombaire a quelques crises douloureuses : douleurs fulgurantes dans membres inférieurs, accompagnées de secousses convulsives cloniques. Puis ces douleurs se calment. On met un corset plâtré à la malade dont on corrige la déformation par l'extension ; ce corset est laissé en place un mois. Quand il est retiré la colonne lombaire a repris sa direction normale mais la saillie de la 3e lombaire persiste. Un an après la fillette est revue, son état général est toujours excellent, mais la déformation s'est accentuée. « Lorsque la malade est debout il existe magibbosité lombaire peu saillante formée par les apophyses épineuses des trois premières lombaires surtout par la 3e, et une inflexion latérale à convexité droite du même segment. Au-dessus déviation dorsale à convexité gauche. Les vertèbres lombaires forment un bloc immobile. La malade quoique ne souffrant pas, ne peut ramasser un objet par terre sans fléchir les membres inférieurs. La marche est gênée du fait du racourcissement fonctionnel de la jambe gauche consécutif à une déviation du bassin de ce côté, Dans le décubitusventral la courbure dorsale statique disparaît ; on voit dans cette position que le bassin n'est pas dans l'axe médian vertical du tronc mais dévié à gauche, l'épine iliaque gauche est surélevée.

L'enfant ne souffre pas. Trois mois plus tard la raideur lombaire s'est accentuée, des douleurs accompagnées de secousses musculaires sont apparues dans le membre inférieur gauche. Ces douleurs cessent par le repos. Examen radiographique : Une première radiographie faite peu de temps après l'accident n'avait montré aucune lésion. Sur une deuxième radiographie faite un an après l'accident on constate que la troisième vertèbre lombaire a perdu de sa hauteur surtout du côté gauche, que le disque sus-jacent a disparu, que la 2e et la 3e lombaire ont subi une tortion qui rend invisibles les apophyses transverses gauches, que le pédicule vertébral droit semble atteint d'une lésion qui se traduit par une tache plus foncée.

Conclusion : compression latérale de la 3e lombaire, arrachement et résorption du disque sus-jacent, peut-être fracturé du pédicule de la 3e lombaire.

OBS. VIII. — KIRMISSON IN GRISEL. (*Rev. d'orthopédie 1907*).

Homme de 41 ans, subit un traumatisme violent de la région dorsale supérieure et est projeté à terre : la colonne vertébrale a subi une flexion forcée. Le malade ne peut se relever, et se plaint d'une douleur dans la région dorsolombaire et on constate le lendemain une légère déformation dans la région dorsale inférieure. Le malade est laissé au repos, puis on lui applique un plâtre. Après 4 mois de séjour à l'hôpital le malade peut se lever. On lui applique un nouveau plâtre. Celui-ci est quitté presque aussitôt à cause des troubles respiratoires. Le malade quitte l'hôpital. Il est revu un an après l'accident. Il se traîne avec peine à l'aide de cannes, il se tient courbé en deux. Il présente une gibbosité médiane des 9e, 10e et 11e dorsales et une légère lordose cervicale et dorsolombaire de compensation. Il n'y a pas de troubles moteurs ni sensitifs. Diagnostic : Gibbosité vertébrale traumatique à début lent et progressif due à une résorption des corps vertébraux fracturés et au tassement conséculif.

OBS. IX. — KUMMELL. (*Deutsche medicin Wochenshrift 1895*).

Homme de 22 ans, saute d'un train en marche, ressent

une vive douleur rachidienne dans la région dorsale et est obligé de rester alité huit jours ; puis peut reprendre son travail . Aucune déformation rachidienne.

Six mois après réapparition des douleurs dorsales avec propagation aux membres inférieurs, formation d'un cyphose totale de la région dorsale et apparition d'une gibbosité au niveau de la 7ᶜ et de la 9ᵉ vertèbre dorsale.

Après 9 mois de traitement (repos au lit, suspension, extension, appareil orthopédique) la cyphose à disparu, la gibbosité persiste. Il n'y a plus de douleur. Le malade reprend son travail, il porte un corset de soutien.

OBS. X. — KUMMELL. (*ibid.*).

Meunier de 20 ans, reçoit un sac de farine sur les épaules ; il fléchit les genoux et tombe en avant. Il ressent une douleur dorsale passagère, et reprend son travail après quelques jours. Il ne remarque aucune dé-formation rachidienne.

Six moix après les douleurs reparaissent au niveau du dos. On constate une gibbosité angulaire assez prononcée, et une cyphose.

Le traitement fait disparaître les douleurs, et la cy-phose et atténue la gibbosité. Le malade peut reprendre son travail six mois plus tard, en portant un appareil orthopédique ; il peut porter des sacs de farine sur les épaules.

OBS. XI. — KUMMELL. (*ibid.*).

Menuisier de 38 ans, tombe d'une échelle d'une hau-teur de 1ᵐ50. Il ressent une douleur qui disparaît après quelques jours. Il n'a pas de déformation rachidienne.

Cinq mois après des douleurs assez fortes reparaissent et on constate une gibbosité au niveau de la 6ᵉ dorsale.

Le malade s'alite. On lui fait un corset plâtré. Assez

rapidement il s'améliore et peut reprendre son travail. Mais bientôt une rechute se produit. Après une nouvelle période de repos, tout rentre dans l'ordre.

OBS. XII.— KUMMELL (*id*).

Cuisinière de 40 ans tombe dans son escalier. Elle ressent une vive douleur dorsale et on constate une fracture de l'omoplate gauche à 3^{cm} de l'épine, sans déformation du rachis. Après 6 semaines de traitement, elle reprend son travail.

Un an après les douleurs dorsales reparaissent, et s'exagèrent progressivement. Au bout de 6 mois elle cesse son travail. On constate alors une cyphose totale avec une gibbosité douloureuse au niveau des 3e et 4e dorsales.

Après le traitement habituel la cyphose et l'attitude penchée disparaissent mais la gibbosité persiste. Epreuve de la tueberculine négative. On applique un corset de soutien et la malade peut prendre son travail.

OBS. XIII. — KUMMELL. (*ibid.*)

Jeune officier tombe avec son cheval dans un saut d'obstacle. Il perd connaissance pendant quelques instants puis reprend conscience. Il se plaint de vives douleurs dans le dos, Après deux semaines de repos, il peut reprendre son service et monter à cheval.

Neuf mois plus tard les douleurs reparaissent accompagnées de faiblesse et de tiraillements dans les membres inférieurs. On constate alors une gibbosité légère mais assez nette au niveau des 6e et 7e dorsales. Un repos prolongé et un traitement approprié lui permettent de reprendre son service.

OBS. XIV. — Kummell *(id.)*

Une jeune bonne de 25 ans fait une chute par la fenêtre d'un 2e étage. Elle est portée à l'hôpital où l'on constate une fracture compliquée de l'avant-bras et une paralysie des membres inférieurs et des sphincters. Elle
accuse des douleurs dorsales spontanées, qui s'exagèrent
par la pression sur les 6e et 7e vertèbres dorsales. On porte le diagnostic de fracture du rachis. Mais le lendemain
les phénomènes paralytiques ont disparu. Les douleurs
cessent au bout d'une huitaine et 2 semaines après son
accident elle peut se lever et marcher. Il n'y a pas la
moindre déformation rachidienne. Le diagnostic de fracture du rachis est rejeté et on porte celui de forte contusion. Deux mois et demi plus tard les douleurs dorsales reparaissent; d'intensité croissante, et l'on constate
alors au niveau de la 6e dorsale une gibbosité bien nette,
sensible à la pression. Le repos au lit et l'application du
corset améliorent rapidement les douleurs. L'auteur est
d'avis que dans ce cas il ne s'agit pas de fracture, mais
d'un processus de raréfaction osseuse à évolution secondaire.

OBS XV. — (Kummell *München medic Wochenschür*)

(Nous n'avons trouvé de ce cas. dans la littérature
allemande, que le court résumé qui suit :

Homme adulte fait une chute et entre à l'hôpital où
on reconnaît une fracture malléolaire. Après consolidation il sort. Deux semaines après il revient pour des
douleurs violentes.

On découvre une gibbosité lombaire et la radiographie montre qu'il s'agit d'une fracture par compression
de la 3e lombaire.

Temkin   4.

OBS. XVI. — Wœrner in *Forttchritte A. D. Gebiesder* (*Rœntgenstrahlen 1899*).

Homme de 46 ans fait une chute de 6 mètres de hauteur. Il se fracture la clavicule et ressent des douleurs dans le dos. Il garde le lit 4 semaines. Le médecin pense à une frature rachidienne mais il n'en relève aucun signe.

Le malade reprend son travail ; il se plaint de douleurs croissantes dont la sincérité est mise en doute. Il vient à l'hôpital où l'on constate une légère déviation des apophyses épineuses des 4ᵉ et 5ᵉ dorsales vers la droite et une légère obliquité du sternum.

Le malade a l'aspect neurasthénique, il a de l'insomnie, de l'hyperesthésie. Après 5 mois de repos à l'hôpital il sort muni d'un corset.

Trois mois plus tard le malade revient : aussitôt après l'ablation du corset, il s'affaisse et il se tient à peine debout. Il a une scoliose totale droite. La radiographie montre une déviation latérale vers la droite de la 5ᵉ vertèbre dorsale d'où résulte l'inflexion de la colonne.

Malgré l'absence de gibbosité l'auteur porte le diagnostic ferme de maladie de Kummell.

OBS. XVII. — Heindenhain. (*Monatschrift f. Unfallheilk, 1897*).

Homme de 45 ans, fait une chute de 10 pieds de haut. Il éprouve une vive douleur. Pas de troubles moteurs ni des sphincters. Un mois après, reprend son travail, mais est obligé de cesser à cause des douleurs. Il est considéré par les médecins comme un simulateur. Six mois après il est examiné de nouveau. Il n'y a aucune déformation. L'année suivante, on constate une attitude vicieuse : le malade se penche en avant quand il marche

et porte le côté droit du tronc en avant ; et une déviation vertébrale : scoliose légère à convexité droite au
niveau de la colonne cervico-dorsale, à convexité gauche au niveau de la colonne dorsale inférieure et à légère
convexité droite au niveau de la colonne lombaire. La
cyphose dorsale normale est aplatie. Les muscles des
gouttières vertébrales sont contracturés pendant la station debout. La pression de la colonne dorsale est douloureuse. Après 4 mois de traitement les douleurs dimi-
nuent, la déformation s'est atténuée. Le malade quitte
l'hôpital muni d'un corset, le tribunal lui accorde une
rente. Un an après, il est revu. Les douleurs ont cessé.
La marche est plus facile, la déformation est moindre et
s'est modifiée par l'apparition d'une saillie de la 4e dorsale, et d'une lordose sous jacente L'auteur conclut que
le processus de ramollissement des vertèbres n'est pas
complètement arrêté.

OBS. XVIII. — Heidenhain (*ibid*).

Homme de 26 ans, en poussant une voiture à bras,
glisse et subit une forte traction vers le sol par l'intermédiaire de la bretelle qui passe sur son épaule.

Il éprouve une vive douleur dans le dos; et cesse son
travail. Il le reprend quelques jours plus tard mais doit
cesser de nouveau à cause des douleurs. Un mois plus
tard il entre à l'hôpital et l'on constate une sensibilité à
la pression des vertèbres dorsales de la 9e à la 12e, une
saillie de la 10e dorsale; et une diminution de la cyphose
normale. Après un mois de traitement les douleurs ont
diminué, le malade quitte l'hôpital avec un corset plâtré.

Un an plus tard on constate une aggravation de la déformation : cyphose prononcée de la colonne dorsale inférieure. Les douleurs ont reparu. Après 30 ours de

repos, les douleurs cessent. Le malade quitte l'hôpital avec un corset métallique.

OBS. XIX. — HEIDENHAIN (*ibid*)

Maçon de 42 ans en soulevant une pierre très volumineuse éprouve la sensation d'un « effort » dans la région dorsale. La douleur persiste plusieurs jours et augmente. Il cesse son travail le 8ᵉ jour. Pendant 2 ans il continue à souffrir et il est examiné successivement par 2 médecins experts qui ne trouvent pas d'explication à ses douleurs.

Deux ans et demi après l'accident initial il est examiné par Heidenhain qui constate que la station debout est pénible sans appui, et qu'il y a une déformation du rachis : saillie de la 7ᵉ dorsale, déviation scoliotique à convexité droite de la colonne dorsale supérieure, aplatissement de la cyphose dorsale normale, rigidite de cette colonne et sensibilité à la pression des vertèbres dorsales inférieures. L'auteur conclut à une spondylite chronique avec ramollissement des vertèbres, spondylite dont l'origine traumatique n'est pas douteuse. Incapacité de travail. Le traitement améliore les douleurs, la déformation persiste.

OBS. XX. — HEIDENHAIN. (*ibid*).

Homme de 44 ans, fait une chute du haut d'un arbre de 7 mètres de hauteur, il tombe sur les pieds puis sur le dos et perd connaissance. Il revient à lui et se plaint de douleurs dorsales qui l'obligent à rester au lit pendant 4 semaines. Il peut ensuite se lever et marcher, mais ne peut travailler à cause des douleurs qu'il éprouve quand il se penche en avant et soulève un fardeau. Six semaines après l'accident il vient consulter à l'hôpital. On constate que le malade se tient raide et un peu penché à gauche. La 12e dorsale et la 1re lombaire font saillie ainsi que la 10e, tandisque la 11e n'est pas visible. La cyphose dorsale normale fait défaut, la colonne dorsale est déviée de la 3e à la 10e légèrement vers la gauche, la colonne dorsale inférieure et lombaire est déviée à droite. Il n'y a pas de troubles nerveux.

OBS. XXI.— HEIDENHAIN. (*ibid.*)

Jeune homme de 17 ans, garçon meunier fait une chute en portant un sac de farine de 75 kgs. sur le dos. Il ressent immédiatement une douleur dans le dos, douleur qui disparaît au repos, mais reparaît dans les efforts du travail. Quelque temps après il remarque que sa taille se dévie. Il est examiné à l'hôpital quelques mois plus tard à l'occasion d'une poussée d'eczéma. On constate que le malade se tient penché à droite, il présente une déviation latérale droite très marquée de la colonne lombaire et dorsale inférieure avec cyphose de la même région, et une déviation latérale dirigée du même côté de la colonne dorsale supérieure.

La partie inférieure du rachis est douloureuse à la pression, la colonne vertébrale dans son ensemble est souple. L'auteur relève chez ce sujet des stigmates de rachitisme (forme du crâne, sternum en carène), il rattache au rachitisme la scoliose supérieure, mais il attribue la scoliose inférieure avec cyphose au traumatisme.

OBS XXII. — HEIDENHAIN (*ibid.*).

Cocher, de 28 ans, tombe avec un fardeau pesant sur l'épaule. Il éprouve une douleur immédiate dans la région sacrée mais peut continuer à travailler jusqu'au lendemain, puis il s'alite. Il est examiné 3 mois après par un expert qui constate qu'il y a eu fracture du col chirurgical de l'humérus gauche, entorse du pied droit, et contusion dorsale qui a laissé à sa suite un point douloureux paravertébral au niveau de la colonne lombaire, point douloureux dû sans doute une déchirure des tissus. Il n'y a pas de déformation. Trois mois plus tard nouvelle expertise. On constate une lordose dorsale, une cyphose lombaire, et une sensibilité à la pression de la cyphose. Incapacité complète de travail. Pronostic réservé.

OBS. XXIII. — HEIDENHAIN (*ibid.*).

Couvreur de 44 ans, fait une chute du haut d'un toit et tombe sur le dos. Il peut marcher 1/4 d'heure. Après 5 semaines de lit, il reprend son travail, mais éprouve une impotence fonctionnelle assez marquée.

Cinq mois plus tard on l'examine et on constate une scoliose totale à convexité droite, avec aplatissement du dos, une attitude penchée et une rigidité vertébrale.

Le traitement par l'extension n'est pas supporté, le malade part non amélioré.

OBS. XXIV. — HEIDENHAIN (*ibid.*).

Ouvrier de 69 ans, tombe d'une échelle et se blesse à la région sacrée. Il reste 7 semaines au lit puis reprend son travail, mais après 2 jours il doit y renoncer. On constate une cyphose dorsale prononcée et une exagération de la lordose lombaire. La 2e lombaire est sensible à la pression, le fessier gauche est atrophié. La démarche est chancelante. Les réflexes des membres inférieurs sont normaux. L'auteur conclut à une spondylite chronique d'origine traumatique. Le malade obtient une rente. Son état s'améliore par la suite, incomplètement il est vrai.

$$- 63 -$$

OBS. XXV.— HEIDENHAIN. (*ibid*).

Cocher agé de 53 ans en franchissant une porte est
comprimé entre la voûte de la porte et le siège. Il perd
connaissance puis revient à lui. Il se plaint de douleurs
dorsales. Ces douleurs persistant malgré des massages,
il vient consulter à l'hôpital 2 mois plus tard. On constate alors une cyphose dorsale intérieure et une douleur
au niveau de la 1re lombaire. Il est amélioré par le traitement habituel (repos, extension). Un mois après il
quitte l'hôpital **muni d'un corset**. Il est revu 2 mois plus
tard. On constate une inclinaison du tronc vers la droite,
un aplatissement du dos, une cyphose dorsale inférieure
et une scoliose que le malade peut corriger. La marche
prolongée n'est pas possible, il y a du tremblement des
membres inférieurs.

L'auteur conclut à un processus inflammatoire des vertèbres, d'origine traumatique.

OBS. XXVI. — SCHNELLER (*Münchener médic. Wochens-
chrift, 1897*).

Boulanger de 43 ans, en soulevant une lourde pièce
de bois, ressent une vive douleur dans le dos, et est
obligé de s'aliter pendant plusieurs jours, (juin 1892).
Une amélioration passagère, se produit suivie d'un retour
des troubles. Bientôt le malade ne peut plus marcher sans
appui, il se tient penché en avant, il éprouve des douleurs
intercostales (novembre 1892), Dix mois plus tard on
constate une cyphose totale de la colonne dorsale et une
gibbosité. Les douleurs s'amendent avec le temps mais
la déformation persiste.

OBS. XXVIII. — HENLE. (*Mittel. a. d. Grenzgeb. 1898*).

Femme de 25 ans, aliénée, se jette par la fenêtre du 4e
étage. Elle perd connaissance pendant une demi-heure.

On constate des contusions multiples sur le corps et la
tête, une paraplégie des membres inférieurs et une anesthésie qui remonte jusqu'au tronc.

Il n'y a aucune lésion viscérale ou squelettique apparente. Le lendemain les mouvements des membres inférieurs se rétablissent, mais des signes d'occlusion intestinale apparaissent et s'aggravent, ils entraînent la mort
48 heures après.

A l'autopsie on ne trouve aucune lésion des organes
abdominaux et thoraciques.

Par contre on reconnaît l'existence d'une lésion de la
3ᵉ vertèbre dorsale : à la coupe on voit des fissures longitudinales et obliques du corps de l'os. La moëlle à ce
niveau semble légèrèrement ramollie et bleuâtre, et à
la coupe on voit de petites suffusions sanguines dans
la substance blanche et la substance grise, lésion répartie
sur une hauteur de 6 à 8 mm.

Il n'y a aucune lésion des racines rachidiennes.

« Cette autopsie est intéressante dit l'auteur, parce que,
dans ce cas, on n'avait pas porté le diagnostic de fracture
(il n'y avait aucune déformation ni sensibilité à la pression). Si mes prévisions sont justes, ce cas aurait abouti
si la malade avait survécu, à une spondylite traumatique ».

OBS. XXVIII. — HEULE (*Mitteil. a. Grenzgeb 1898.*)

Mineur de 35 ans, reçoit, étant en position penchée
en avant, un fragment de rocher sur le dos. Il perd connaissance, revient à lui 12 heure après, mais a une qua-
druplégie. La paralysie qui ne porte que sur la motilité
et respecte la sensibilité et les sphincters, régresse lentement. Après 4 mois de lit il peut de nouveau marcher

mais avec difficulté. Il se plaint d'une faiblesse du dos-
mais on ne constate aucune déformation.

Six mois après l'accident il entre à l'hopital.

On constate alors une voussure au niveau des 2 derniè
rés dorsales et de la 1ʳᵉ lombaire, voussure indolente à la
pression directe, mais douloureuse pendant les mouvements du tronc et par la pression sur la tête.

Les membres supérieurs ont récupéré leurs fonctions ;
les membres inférieurs sont un peu faibles surtout le gauche, il y a de l'hypoesthésie du membre inférieur gauche.
Après un repos de quelques semaines. on applique un
corset de feutre.

Le malade part amélioré.

Il est revu 18 mois plus tard. La voussure dorsale a un
peu augmenté, la parésie et l'hypoesthésie de la jambe
gauche persistent. Le malade se plaint de douleurs lanci-
nantes dans la jambe gauche.

OBS. XXIX. — Henle (*id*).

Homme de 46 ans, fait une chute du haut d'une échelle et tombe à la renverse sur un rail métallique (août
95). Le blessé ne peut pas se relever seul, mais, soutenu
par un camarade, il parvient à rentrer chez lui en marchant 1 heure et demie. Il se plaint de douleurs dorsales et
dans la hanche gauche. Il ne s'alite pas, mais huit jours
plus tard il ressent de la faiblesse dans les jambes et ne
peut marcher sans béquilles. On constate une parésie et
une hypoesthésie des 4 membres inférieurs et un relâ-
chement incomplet des sphincters. Il n'y a pas de déformation rachidienne.

Le malade est revu 6 mois plus tard. Les troubles
sphinctériens ont disparu, la faiblesse des membres persiste accompagnée de contracture.

Il y a une anesthésie presque complète des membres

inférieurs et de la partie inférieure du tronc. Le malade accuse de la sensibilité à la pression de la région lombaire. Il n'y a aucune déformation rachidienne.

Un mois plus tard le malade est vu par Henle qui constate les mêmes troubles nerveux. Le malade a une attitude particulière, lorsqu'il est assis, il se penche en avant et relève les épaules « pour décharger son rachis. » Il a une déformation du rachis : la lordose lombaire a disparu remplacée par une légère cyphose.

Il y a de la sensibilité à la pression au niveau de la colonne lombaire et de la dorsale supérieure. Henle de plus note des troubles moteurs et sensitifs, superposés et prédominants à gauche au niveau des membres inférieurs et croisés au niveau du périnée et des organes génitaux.

Le mois suivant. la déformation rachidienne s'est accentuée ; à la cyphose lombaire s'ajoute une cyphose dorsale (6° D.)

Le port d'un corset soulage le malade et atténue la cyphose dorsale :

OBS. XXX. — HENLE. — (*Archiv. f. Klin. chir. b. 52-1896*).

Cocher âgé de 32 ans subit une forte contusion de la région dorsale. Il ressent une vive douleur à ce niveau et il éprouve immédiatement de la faiblesse des membres inférieurs. Il n'y a pas de déformation rachidienne. Après 2 semaines de repos au lit, le malade peut se lever, mais la marche est encore difficile.

Trois mois et demi après l'accident les troubles moteurs des membres inférieurs ont disparu, mais on constate une scoliose dorsale supérieure à covexité droite, avec disparition de la cyphose normale, et dans la région dorso-lombaire une courbure brusque à convexité dirigée à gauche et en arrière. La colonne dorso-lombaire est immobile et rigide. La position assise ou l'attitude debout prolongées provoquent des douleurs dorsales.

On applique un corset qui atténue les douleurs mais n'empêche pas l'accentuation progressive de la déformation.

OBS. XXXI. — HENLE (*Archiw. f. Klinisch. chir. Bd 52*).

Homme de 25 ans ; accident à la fin d'avril 1895 ; un échelon sur lequel il se tenait se brisa ; il tomba debout sur le dernier échelon et une lourde charge de briques qu'il portait sur la tête tomba sur son dos. Sa tête fut brusquement renversée en arrière. Il n'éprouva d'abord aucune douleur et put continuer à travailler. Mais au bout de quelques jours, il ressentit des douleurs dans la nuque ; traitement par le massage et l'électricité. Les douleurs continuant, le malade entra à la clinique le 7 juin.

A ce moment la tête est raide, les mouvements de flexion, d'extension et de rotation sont très douloureux, toute la nuque et la région cervicale, sont sensibles à la pression. Plus tard, il se produisit un redressement de la cyphose normale à la région dorsale et une scoliose dorso-cervicale à convexité gauche.

OBS. XXXII. — MIKULICZ (*in Henle archiv. f. Klin. Chir. 1896.*.

Homme de 35 ans ; fait une chute sur le dos un jour de verglas. Il ressent une douleur dorsale assez vive qui disparaît assez rapidement.

Peu de temps après la douleur reparaît, et irradie aux membres inférieurs qui sont le siège de secousses musculaires et de tremblement.

Ces troubles s'atténuent par le repos, mais 6 mois plus

tard bien que le malade soit resté au repos, une gibbosité angulaire apparaît dans la région dorsale moyenne. Il y a encore parésie des membres inférieurs avec exagération des réflexes. On applique un corset qui soulage le malade.

Deux ans après il est revu. La déformation est restée stationnaire, l'impotence fonctionnelle des membres inférieurs subsiste et rend difficile l'ascension des escaliers.

Cette observation, dit Henle, est intéressante parce que le malade fut d'abord considéré comme un neurasthénique, puis, quand la gibbosité apparut, comme un pottique. Le diagnostic de spondylite fut porté par Mikulicz.

OBS. XXXII. — Staffel (*Monatschrift-Unfall heilkunde 1897*.

Homme âgée de 18 ans, fait une chute de 2 mètres de haut et tombe sur les pieds puis sur le dos. Il éprouve une vive douleur mais il peut rentrer à pied chez lui. Après quelques jours il peut reprendre son travail. A partir de ce moment et progressivement son tronc s'affaisse et son rachis se déforme. Huit ans plus tard on constate une déformation singulière de la colonne vertébrale. Il existe une gibbosité sacrolombaire compensée par une lordose dorsale, le bassin est en rétroversion. Le tronc est affaissé, les côtes inférieures descendent dans le bassin, et un pli tranversal de la peau passe au dessus de l'ombilic.

La pression au niveau de la 4e lombaire éveille une sensibilité douloureuse. Il semble que les masses musculaires des membres soient plus grêles à droite qu'à gauche, mais la force des extrémités est conservée et égale des deux côtés.

L'auteur écarte le diagnostic de mal de Pott et pose catégoriquement celui de maladie de Kummell.

OBS. XXXIV.— BRODNITZ (*Zeitschrift. j. orthopœd chir.*
Bd. XII p. 168)

Homme de 45 ans, fait une chute du haut d'un échafaudage de trois mètres sur le dos, à plat.

Est apporté à l'hôpital sans connaissance. Il reprend ses
sens et l'on constate une ecchymose dorsolombaire sans
déformation rachidienne.

Il n'y a pas de troubles de la motilité mais une rétention d'urine qui disparaît après 8 jours. La radiographie
montre une colonne vertébrale normale. Deux mois et demi plus tard le malade quitte l'hôpital. On remarque à
ce moment pour la 1ère fois une légère courbure convexe.
en arrière de la colonne dorsolombaire courbure que l'on
croit antérieure au traumatisme.

Le malade se plaint de raideur rachidienne et de douleurs dorsales.

Deux mois après les douleurs ont augmenté, le malade
marche avec anxiété en se tenant courbé en avant et l'on
constate que la gibbosité s'est accentuée et qu'il y a une
saillie de la 2e lombaire sensible à la pression. Après trois
mois 1/2 de repos les douleurs disparaissent mais la gibbosité persiste, peut-être atténuée. Le malade affirme que
sa taille a diminué ce qui semble confirmé par les plis des
parties molles. La radiographie montre que le disque inter-
vertébral intermédiaire à la 1re et la 2me lombaire a disparu,
que la 1re lombaire est déformée et que la 2e est effondrée.
La comparaison des 2 radiographies conduit à cette conclusion qu'il s'agit bien d'une ostéite raréfiante. »

OBS. — XXXV SCHULTZ (*Beitrage z. Klin Chir. Bd.*
27).

Cet auteur qui a observé de nombreux cas de maladie de
Kümmell classe ses observations de la façon suivante :

1) Les 3 premières observations concernent 3 ouvriers

charpentiers victimes d'accidents similaires : en soulevant un lourd fardeau, ils ont ressenti une douleur
aigüe à la partie inférieure du rachis (région sacrée).
Après un repos de 6 à 8 jours ils ont pu reprendre leur
travail pendant un temps variant de 4 à 6 mois puis ont
du cesser. On a constaté alors une gibbosité au niveau
des premières lombaires et des douleurs. Ces douleurs
disparaissent par le traitement, mais la gibbosité persiste. Tous trois ont pu reprendre ultérieurement leur tra
vail malgré le port d'un corset la gibbosité a augmenté
par la suite mais les douleurs ont cessé. La capacité de
travail n'a été réduite pour aucun d'eux.

2) Dans les 2 observations suivantes il s'agit de deux
jeunes ouvriers qui ont fait une chute d'environ 2 mètres.
Après un repos assez court ils ont repris le travail, le
premier pendant 8 mois, le second pendant 11 mois. Mais
les douleurs sont revenues et ont nécessité un nouveau
repos au lit. Chez tous les deux la gibbosité n'est apparue
qu'à la suite de cette seconde période de repos, au moment où ils ont recommencé à marcher. Ils ont du porter
un corset, puis ont pu reprendre leur travail. Ils ont été
revus un an et demi environ après l'accident, le premier
exerçait la profession de matelot, le second celle de ser-
rurier. La gibbosité n'a pas augmenté.

3) Le 6ᵉ cas concerne un cocher de 43 ans qui passant
sous une porte cochère basse, a été pris entre la voute
et son siège et a été renversé en arrière.

Il a ressenti de fortes douleurs à la région sacrée et a
été admis à l'hôpital. Après deux semaines il a pu reprendre son travail. Il ne présente à ce moment aucune
déformation. Sept mois plus tard il revient à la consul-
tation ; il marche courbé en avant, appuyé sur 2 cannes,
il éprouve des douleurs dans la région sacrée se propa-
geant dans les jambes. On constate dans la région dor-

sale inférieure une gibbosité dont le sommet est formé par la 11e dorsale.

Cette gibbosité est douloureuse à la pression directe ou indirecte. Il n'y a pas de troubles paralytiques. Le malade après quelques semaines de repos, peut reprendre son travail avec un corset. Deux mois plus tard il est revu. Les douleurs ont cessé, mais la capacité de travail reste réduite.

4) Les observations 7, 8 et 9 se rapportent à des cas où le traumatisme fut grave.

Une femme de chambre fait une chute par la fenêtre du 3e étage. On la conduit à l'hôpital. On constate une paraplégie sans troubles sphinctériens. La malade souffre de douleurs au niveau de la 4e et 5e dorsale. Deux semaines après, elle peut se lever. On applique un corset de plâtre bien qu'il n'y ait aucune déformation. Elle reprend son travail. Neuf mois plus tard elle revient. Elle a une gibbosité de la 3e et de la 4e dorsale. Elle a quitté son corset depuis quelques semaines et elle souffre de nouveau depuis un effort qu'elle a fait il y a 4 mois. Par le repos et l'extension la douleur disparaît. Elle quitte l'hôpital avec un corset orthopédique.

Un mécanicien saisi par une courroie est projeté sur un mur. Il vient consulter à l'hôpital 5 mois après l'accident et raconte que les douleurs initiales rapidement disparues ont reparu depuis quelque temps, plus intenses.

On constate une gibbosité au niveau de la 8e dorsale. Traité par le repos et l'extension, il peut reprendre son travail, mais quelque temps après, il souffre de nouveau. On lui applique un corset en cuir moulé. Depuis lors, il travaille sans souffrir. Sa déformation a un peu diminué.

Un couvreur tombe du haut d'un toit. Il vient à l'hôpital 1 an et demi après. Il présente une gibbosité au

niveau de la 12ᵉ dorsale et de la 1ʳᵉ lombaire, gibbosité
qui aurait débuté, d'après son médecin, il y a 6 mois, et
qui est le siège de douleurs. Le repos et le port d'un corset de celluloïd calment les douleurs et permettent la
reprise du travail.

5) Les 5 observations suivantes concernent des cas
typiques de maladie de Kummel ayant succédé à des
traumatismes variés (chute dans un escalier de cave avec
un tonneau de bière, chute d'un échafaudage avec une
lourde charge, coup dans le dos par un limon de voiture,
chute dans la cale d'un navire).

6) La 15ᵉ observation se rapporte à un charpentier de
45 ans qui est tombé du haut d'un pont et a été blessé
par les poutres de fer tombant à sa suite. Après une
période de troubles médullaires et une période de 6 mois
sans aucun trouble pendant laquelle il a pu travailler, la
gibbosité est apparue, à l'occasion d'un violent effort.
Gibbosité située au niveau de la 6ᵉ et de la 7ᵉ vertèbre dorsale, avec cyphosetotale, accompagnée de douleurs. Après
6 semaines de repos, il quitte l'hôpital avec un corset.

7) Manœuvre de 30 ans tombe d'un échafaudage avec
une caisse de ciment. Il se fait une plaie de l'aisselle et
des contusions multiples du dos. La plaie guérit rapidement et 4 semaines plus tard il reprend son travail mais
se plaint d'une douleur dans le côté gauche du tronc.
Il est examiné successivement par plusieurs médecins
qui lui délivrent des certificats dont aucun ne mentionne
de déformation rachidienne. Ce n'est que 20 mois après
l'accident que l'on constate une gibbosité au niveau des
7ᵉ et 8ᵉ dorsales. La plaie axillaire se rouvre à ce moment
et suppure. On porte le diagnostic de tuberculose. Il
entre à l'hôpital : Le malade a une attitude courbée en
avant, sa démarche est lente et traînante, la gibbosité a
augmenté et est douloureuse. La plaie axillaire suppure

de nouveau. Le Dr Braun conclut à des lésions tuberculeuses. Mais l'auteur s'appuie sur l'histoire de la maladie,
l'excellent état général du malade et l'absence de l'abcès
par congestion à une maladie de Kümmell : la forte courbure du rachis explique les troubles moteurs et sensisifs
que l'on constate dans les membres inférieurs. Le malade
est soulagé par l'application d'un corset.

8) Ouvrier de 50 ans. Le traumatisme initial remonte
à 17 ans : le malade tirant à la bretelle une voiture à
bras très chargée a été brusquement tiré en arrière par
la voiture qui s'est renversée. Douleur momentanée, repos
de 15 jours, puis reprend son travail. Pendant 9 mois
aucun trouble puis des douleurs apparaissent en même
temps qu'une voussure à la partie inférieure de la colonne
dorsale. Actuellement : gibbosité des 12ᵉ dorsale et 1ʳᵉ
lombaire, scoliose prononcée de la dorsale supérieure à
convexité droite, attitude penchée. Par la suspension la
scoliose se corrige, la gibbosité persiste.

9) Femme de 20 ans a fait une chute dans un escalier
il y a 2 ans. Elle a ressenti un craquement dans le dos.
Après 4 jours de repos elle a repris son travail. Six semaines plus tard les douleurs reparaissent. On constate alors
une scoliose dorsolombaire gauche et une sensibilité à
la pression de la 2ᵉ lombaire.

La radiographie montre un enfoncement du corps de
la 2ᵉ lombaire, à droite, et un déplacement latéral dans le
même sens, expliquant la scoliose.

10) Homme de 39 ans tombe dans un escalier et se
fracture le radius gauche en même temps qu'il sent une
vive douleur dans le dos.

Après 6 semaines de repos au lit, les douleurs ont diminué. Le médecin consulté alors n'a constaté aucune
déformation du rachis. La fracture du radius se consolide rapidement. Il reprend son travail mais après 4 mois

les douleurs reprennent. On constate alors une saillie angulaire de la 7e et de la 8e dorsale non douloureuse.

11) Le 20e cas de Schultz concerne un ouvrier de 33 ans qui a reçu il y a 11 mois un fardeau sur la tête. Il tombe et sent une vive douleur dorsale. Pendant 8 mois il continue à travailler. Le médecin n'a constaté aucune déformation. Depuis 2 mois il souffre et on constate une gibbosité au niveau des 7e et 8e dorsales, gibbosité un peu douloureuse. La radiographie ne montre aucune lésion du rachis.

OBS. XXXVI. — Gravitz (*in Schultz Beitrœge f. Klin. Chir. 1900, p. 363.*

Malade de 31 ans fait une première chute suivie de douleurs rachidiennes, puis 21 mois plus tard une 2e chute. On constate une saillie des 9e et 10e dorsales et une paralysie des membres inférieurs. Le malade meurt de pneumonie.

A l'autopsie on constate une raréfaction du tissu osseux du corps des vertèbres , un élargissement des disques et un amicissement du corps avec disparition presque totale de la couche compacte et atrophie des cloisons du tissu spongieux.

OBS. XXXVII. — Hergens. (*Thèse de Leipzig 1900*).

Enfant de 8 ans, en jouant fait un faux pas et tombe en restant suspendu par un pied ; il peut rentrer à pied chez lui. Il se sent oppressé la nuit, il se plaint du dos. Quatre jours après on le conduit à l'hôpital. On constate la proéminence de la 6e vertèbre dorsale au-dessous de laquelle la colonne est un peu déviée à droite. Cette vertèbre est douloureuse spontanément. Pas de troubles moteurs. Corset plâtré laissé en place 3 semaines.

Après l'ablation du corset on voit que la gibbosité dorsale a augmenté. Les douleurs sont plus vives. Le malade ne peut marcher. Extension continue au lit pendant 6 semaines et nouveau corset. Amélioré, il quitte l'hôpital. Un an après il revient; il accuse des douleurs au niveau de la gibbosité surtout dans la station prolongée.

La gibbosité est prononcée, la partie cyphotique penche légèrement à droite, il y a tendance à la scoliose. On ne trouve pas d'abcès, ni de troubles nerveux.

OBS. XXXVIII.— Wagner (*Spondylite traumatique de Kummell. Deutche chirurgie B^d 40.*)

Homme 38 ans tombe de voiture sur un rail de chemin de fer et se contusionne le dos.

Le malade a quelques lésions des extrémités mais ne remarque rien du côté du dos. Quelques jours plus tard seulement s'aperçoit que lorsqu'il se baisse il souffre de la région sacrée. Après 1 mois mois de repos, il reprend son travail. Il se tient constamment penché en avant On constate une gibbosité dorsolombaire ; la pression sur les dernière lombaires et douloureuse. Les douleurs cessent rapidement par le repos mais les réflexes tendineux des membres inférieurs s'exagèrent.

OBS. XXXIX. — Ruland (*Thèse de Bonn 1900*).

Mineur de 44 ans. En août 1897 il reçoit sur la nuque un fragment de roche qui produit l'hyperflexion de la colonne vertébrale. Il éprouve des douleurs vives dans le ventre, les côtes et à la pression de la 5e vertèbre dorsale et il a une plaie cutanée de la région sacrée. Deux mois plus tard il peut marcher avec des béquilles, puis avec une canne.

4 mois après l'accident le malade essaye de travailler. 1 mois après la reprise du travail il est examiné par un expert : aucune déformation ; sensibilité légère des 3e et 5e, 6e et 10e vertèbres dorsales et de la 1re lombaire. La flexion du tronc est possible. La pression brusque sur la tête et les épaules est douloureuse, Rente de 20 °/o. Cinq mois plus tard seconde expertise, l'expert conclut à des lésions plus graves de la colonne vertébrale mais il ne constate aucune déformation. La marche est difficile, les mouvements sont un peu douloureux. Rente de 40 °/o. Ce malade entre ultérieurement à la clinique chirurgicale de Bonn, on constate une sensibilité à la pression sur les vertèbres de la 5e à la 7e vertèbre dorsale, qui forment une gibbosité prononcée. La flexion de la colonne est absolument impossible, la force musculaire des membres inférieurs est diminuée, il y a quelques troubles de la sensibilité. Rente de 100 °/o.

OBS. XL. — Ruland. — (*Thèse de Bonn 1900*)

1) *R. M. àgé de 35 ans*, fait le 8 octobre 1893 une chute d'une certaine hauteur. Il reste au lit 14 jours puis il se lève et reprend ses occupations, remarque alors que sa colonne est rigide au niveau du cou, depuis il tient la tête penchée en avant.

Il vient 3 mois plus tard à la clinique de Bonn. On constate une saillie de la 7e cervicale et la 1re dorsale ; on réveille des douleurs à ce niveau par la pression directe et par la pression sur la tête. L'examen des poumons est négatif.

Le diagnostic de « spondylitis cervicalis traumatica » est fait et on applique une minerve platrée de Lorentz.

OBS. XLI. — Ruland. — (*ibid.*)

Ch. K. mineur de 40 ans a reçu en octobre 1893 un far-

deau sur la tête et a subi de ce fait une compression de
la colonne vertébrale. Il est resté à l'hôpital pendant 5
mois ; les membres inférieurs parésiés au début, ont,
complètement repris leurs fonctions. A la sortie on a
noté la proéminence d'une vertèbre, au milieu du dos,
pas de douleurs à ce niveau. Le malade revient 2 mois
plus tard, il ne peut pas travailler. Il se plaint de douleurs et de raideur de la colonne vertébrale. Plusieurs
expertises sont faites ; les unes concluent à l'incapacité
complète, d'autres à la simulation.

4 ans après l'accident il est examiné par le Dr L. de
Dortmund qui constate une cyphose de la 5e à la 12^e
dorsale. Les 8e, 9e, 10e et 11e vertèbres dorsales sont fortement saillantes. Impossibilité de se pencher en avant.
Ce n'est que 5 ans après l'accident qu'on pose le diagnostic de spondylite traumatique.

OBS. XLII. — SCHEDE.(*Verhandlung des deutschen Ge-
sellsch. f. Chir. 1881*).

Il s'agit d'un malade chez lequel à la suite d'un accident
on reconnaît une fracture du rachis avec paralysie complète des membres inférieurs. Le malade reste au lit 3
mois. la paralysie a disparu, la marche devient possible
avec des béquilles. Mais ultérieurement la paraplégie
reparaît et il se forme une gibbosité très prononcée de la
colonne vertébrale ; il n'y avait au début presque pas de
déformation.

Le traitement par l'extension fait disparaître la paraplégie, la gibbosité s'aplatit un peu.

2 autres cas se rapportent à un jeune homme et à une
jeune femme qui ont été à la suite d'un traumatisme plus
léger, soignés dans une autre clinique pour des fractures
légères de la colonne vertébrale, sans troubles moteurs

d'origine médullaire, Quand ils sont partis de la clinique ils étaient considérés comme guéris. Quelques mois plus tard, chez ces deux malades sont apparus une gibbosité ainsi qu'une paraplégie complète des membres inférieurs.

Le traitement par l'extension fait disparaître la paralysie et diminuer la gibbosité.

L'auteur conclut qu'il s'agissait ici d'un processus chronique de ramollissement des os.

CONCLUSIONS

1). A la suite d'un traumatisme on peut voir se développer, à échéance plus ou moins retardée, une
déformation rachidienne accompagnée presque constamment de douleurs et de troubles de la motilité des
membres inférieurs.

Les faits de ce genre sont connus en Allemagne
sous le nom de maladie de Kummell, en France sous
le nom de déformations vertébrales post-traumatiques
ou traumatiques retardées.

2), Cette déformation consiste le plus souvent en une
cyphose à grande courbure, dorsale ou dorso-lombaire,
quelquefois en une scoliose. A cette cyphose ou à la
scoliose s'ajoute très fréquemment une gibbosité formée par la saillie d'une ou de plusieurs apophyses
épineuses.

3. Cette déformation doit être attribuée, jusqu'à
nouvel ordre, à un processus d'ostéite raréfiante ou
condensante du tissu spongieux du corps vertébral,
processus qui aboutit à l'affaissement de ce corps.

Dans la grande majorité des cas, nous ne disons pas
dans la totalité, l'ostéite raréfiante succède à une fracture par tassement du corps vertébral ; cette fracture
se fait sans déplacement ni déchirure ligamenteuse, ce
qui explique l'absence de déplacement initial.

4) Le diagnostic de la déformation rachidienne retardée ne peut être basé que sur un ensemble de probabilités.

L'examen radiographique fournit pour ce diagnostic un renseignement capital qui peut permettre, dans les cas douteux, de distinguer la maladie de Kummell du mal de Pott, car c'est avec la spondylite turberculeuse que la confusion est faite le plus souvent.

Toutes les spondylites par ostéomyelite infectieuse, les spondylites rhumatismales, la spondylose rhizomélique, la syringomyélie traumatique peuvent donner lieu à un syndrôme clinique analogue : traumatisme initial et déformation rachidienne retardée. Il ne faut s'arrêter au diagnostic de maladie de Kummell que lorsque l'examen complet du malade a permis d'éliminer ces affections.

5) La maladie de Kummell constitue une difformité presque toujours incurable et qui souvent tend à s'accentuer si le traitement convenable n'est pas institué.

Les douleurs et les troubles moteurs qui peuvent accompagner cette difformité réduisent notablement la capacité de travail du malade qui en est atteint.

6) La connaissance des nombreux cas où une déformation vertébrale retardée a succédé à un traumatisme peu important suivi d'une guérison en apparence complète, doit engager le médecin à se montrer très circonspect dans tous les cas de traumatisme verté-

bral et à faire des réserves au sujet des suites éloignées.

7) Le traitement de la maladie de Kummell consiste
dans l'immobilisation dans un corset plâtré, appliqué
après réduction obtenue aussi complète que possible
par l'extension.

Cette immobilisation doit être prolongée, et il y a
lieu de faire porter après le corset plâtré un corset
de maintien.

BIBLIOGRAPHIE

BOURDON.— *Du tassement vertébral d'origine traumatique.* Thèse de Lille 1885.

BRODNITZ. — La maladie du Kummell. Zeitschr. f. orthop. *Chirurgie* vol. XII 1903.

CHIPAULT. — *Manuel d'orthopédie vertébrale.*

DENUCE. — De l'insuffisance vertébrale. *Revue d'Orthopédie* 1910.

DERS.— De l'inflammation traumatique des corps vertébraux. Aerztl. Sach-verstændig. Zeit. 1893.

FEINEN.— La rotation traumatique de la colonne LOMBAIRE, *Archiv. f. Orthopedie* v. V.

FIRMIN. — Sur quelques cas de scoliose liée à l'existence de la paralysie infantile. *Revue d'orthop.* 1909.

GODONNÈCHE. Thèse de Paris 1896-97.

GRAESNER. — La radioscopie de la colonne vertébrale, sa valeur pour le jugement dans les traumatismes de la colonne vertébrale. *Zeitschr. f. Chirurgie* v. 94.

GRISEL. — Déformatinns vertébrales post-traumatiques. *Revue d'orthopédie* 1907.

HATTEMER. — De la spondylite traumatique et de la cyphose traumatique secondaire *Beitrage Z. klin. Chirurgie* v. XX

HEIDENHAIN.— Des processus inflammatoires au niveau de la colonne vertébrale. *Monatsch f. Unfallheilkunde,* 1897.

HENLE. — Maladies traumatiques vertébrales *Arch. f. Klin chirurgie* v. III.

HENLE. — L'hématomyélie et la spondylite traumatique. *Mitteil aus den Grenzgeb.* 1898.

HERGENS. — *Contribution à l'étude de la spondylite traumatique.* Thèse de Leipzig. 1900.

KIRMISSON. — Des déformations vertébrales. *Revue d'orthopédie,* 1896.

KUMMELL. — Des lésions traumatiques de la colonne vertébrale. *Verhandl. der Gesselsch und deutsch. Natur-forscher, Aerzte.* 1891.

KUMMELL. — De la spondylite traumatique. *Deutsche medic. Wochenschr,* 1895.

KUMMELL. — Un cas de lèsion traumatique de la colonne vertébrale.
Munch. méd. Wochen, 1906.

KŒNIG. — *Manuel de chirurgie spéciale*, 1894.

LEJARS — Curabilité des traumatismes rachidiens. *Gazette des Hôpitaux*, 1894.

MENARD. — Thèse de Paris, 1899.

OBERST. — Contribution à l'étude des maladies vertébrales traumatiques. *Münch. médic. Wochenschr.*, 1900.

PREISER. — Fracture par compression de la 11ᵉ et de la 12ᵉ vert. dorsale *Munch. médic. Wochenschr*, 1907.

REDARD — *Traité d'orthopédie.*

RIEDINGER. — De la scoliose traumatique. *Monatschr.f. Unfallheilkunde*, 1901.

REUTER. — Rapport entre la spondylite traumatique et de l'ankylose vertébrale. Arch. f. Orthop. et mécanother. *Unfallchirurgie* V. II.

RÜLAND. — *De la spondylite traumatique.* Thèse de Bonn, 1900.

SCHANTZ. — *De l'insuffisance vertébrale,* Berlin. Klin. Wochenschr. 1907.

SCHEDE. — Verhandl. des deutsch. Gesselsch. f. chirurgie 1881.

SCHNELLER. — La spondylite traumatique. *Munch. med . Wochenschr* 1897.

SCHULTZ. — Spondilyte traumatique et affections vertébrales analogues. *Beitrage Klin chirurgie.* 1900.

STFAFEL. — Un cas de spondylite traumatique. Monatschr. f. Unfallheilkunde 1897.

VERNEUIL. — *Bulletin de l'Académie de Médecine.* 1892.

VULPIUS. — Traitement de l'inflammation traumatique vertébrale *Monatschr. f. Unfallheilkunde* 1897.

WAGNER et STŒLPER *Deutsche chirurgie* V. XL.

WEGNER. — De la spondylite traumatique. *Deutsche mil. Zeitschr.* 1901.

WŒRNER. — Du diagnostic des lesions vertébrales.| *Forschritte aus dem Geb. der Rœntgen. str*, V. II. 1899.

ZWEIG. — Contribution à l'étude des expertises des lésions vertébrales. *aherztl Sach-verstændig. zeit* 1908.

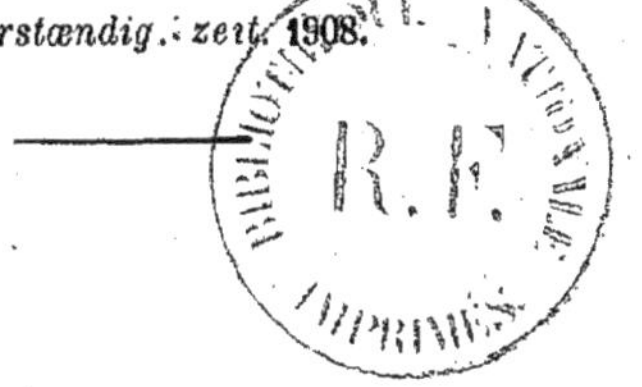

ANGOULÊME

Imprimerie L. COQUEMARD et Cte

ERRATA

Pages	lignes	au lieu de	lire
2	1	Walher	Walther
3	4	permettre	permette
25	15	ceux de la...	ceux de la maladie de Kummell.
28	27	des cadres	des centres
30	1	le cyphose	la cyphose
31	29	periosites	périostites
35	17	il est le	il est tel
48	12	hypoesthénie	hypoesthésie
49	11	7e	9e
58	1	Forttchritte A.D. Gebies	Fortschritte a.d. Gebiete
82	11	Firmin	Firmin Carles

www.ingramcontent.com/pod-product-compliance
Ingram Content Group UK Ltd.
Pitfield, Milton Keynes, MK11 3LW, UK
UKHW022259120726
13694UKWH00003B/1143